Karin Opitz-Kreher
Johannes Huber

Bibelöle

DIE KRAFTVOLLEN ÄTHERISCHEN ÖLE AUS ANTIKEN SCHRIFTEN

Schirner Verlag

Die Ratschläge in diesem Buch sind sorgfältig erwogen und geprüft. Sie bieten jedoch keinen Ersatz für kompetenten medizinischen Rat, sondern dienen der Begleitung und der Anregung der Selbstheilungskräfte. Alle Angaben in diesem Buch erfolgen daher ohne Gewährleistung oder Garantie seitens der Autoren oder des Verlages. Eine Haftung der Autoren bzw. des Verlages und seiner Beauftragten für Personen-, Sach- und Vermögensschäden ist ausgeschlossen.

Wir verzichten auf das Einschweißen unserer Bücher – **UNSERER UMWELT ZULIEBE!**

ISBN Printausgabe 978-3-8434-1548-4
ISBN E-Book 978-3-8434-6531-1

Karin Opitz-Kreher &
Johannes Huber:
Bibelöle
Die kraftvollen ätherischen Öle
aus antiken Schriften

Umschlag: Murat Karaçay & Hülya Sözer, Schirner, unter Verwendung von # 52436875 (© Pinci), # 114437518 (© Arevik), # 1161424597 (© VIRTEXIE), # 1898120686 (© SimoneN), # 151105607 (© JIANG HONGYAN) und # 2063880050 (© DJOE n REIZ), www.shutterstock.com
Lektorat: Karin Garthaus & Bastian Rittinghaus, Schirner
Layout: Hülya Sözer, Schirner
Printed by: Ren Medien GmbH, Germany

www.schirner.com

Ergänzte Neuausgabe 2023 – 1. Auflage Oktober 2023

Inhalt

Vorwort zur Neuausgabe 5

Einleitung 11

Heilpflanzen und essenzielle Öle in der Evolutions- und in der Bibelgeschichte 13

Die Pflanzen und ätherischen Öle in der Evolution .. 13

Die Sicht der Bibelbewanderten 15

Welt- und Zeitreise – wie die Menschen begannen, die ätherischen Öle einzusetzen 17

»Bibelöle« oder »antike ätherische Öle«? 31

Die Gewinnungsmethoden 32

Die Qualität der ätherischen Öle 37

Die Einteilung der ätherischen Öle 38

Die chemischen Bestandteile der ätherischen Öle ... 42

12 Öle aus der Bibel

Cassia/Zimtkassie 48

Galbanum 53

Myrrhe 57

Myrte 64

Narde 68

Onycha/Java-Weihrauch 73

Sandelholz 77

Weihrauch 84

Ysop 90
Zeder 95
Zistrose 101
Zypresse 105

Flexibel bleiben,
auch wenn ein Rohstoff knapp ist 110
Elemi 112
Vetiver 113
Copaiba 114
Kiefer 115
Zimtrinde 116
Kalmus 117

Anwendung der Bibelöle 119
Massage 120
Badezusatz 122
Gesichtspflege 123
Parfüm 124
Trost und Begleitung
mit den antiken ätherischen Ölen 131

Das Wissen aus alten Zeiten
bestätigt durch moderne Studien 136

Nachwort 138

Literatur 142

Die Autoren 143

Bildnachweis 144

Vorwort zur Neuausgabe

Im Jahr 2015 ist dieses Buch erstmals erschienen, und wir haben ganz unterschiedliche Reaktionen darauf erlebt – ähnlich wie mit den antiken ätherischen Essenzen selbst. Manche Menschen springen genau wegen des Titels »Bibelöle« und des Covers auf das Buch an und spüren eine Verbindung zum alten Wissen. Andere assoziieren unmittelbar Religion und Kirche damit und sagen sofort: »Das ist nichts für mich.«

Wenn ich, Karin, eine Auswahl der antiken ätherischen Öle im Rahmen eines Vortrages durch das Publikum gebe, dann erkenne ich auch dort zwei Lager: Manche schmelzen dahin und fühlen die feine Schwingung, die unmittelbar in andere Sphären entrückt. Andere rümpfen die Nase und meinen: »Das riecht ja modrig wie bei meiner Oma im Keller …«

Für uns sind die antiken ätherischen Öle ein kostbarer Schatz aus der Natur, auf den wir auch in unserer modernen, technisierten Welt, in der so vieles synthetisch in Laboren hergestellt werden kann, immer noch gern zurückgreifen. Mit ihnen können wir uns in das feine Feld der Pflanzenfrequenzen einfühlen und körperliche, emotionale, mentale und spirituelle Ebenen wieder in Einklang bringen. Aus der Erfahrung können wir bestätigen, dass diese Essenzen vielfältig in den unterschiedlichsten Lebenslagen helfen. Im Alltag sind Pflanzen wie Zitrone, Pfefferminze und Lavendel vergleichbar mit einem Schweizer Taschenmesser, da sie so ein großes Wirkspektrum haben. Das ätherische Öl der Rose berührt viele Menschen tief in ihren Herzen und heilt emotionale Verwundungen. Die mediterranen Kräuteröle von Oregano, Thymian, Salbei, Majoran und Basilikum halten vor allem Mikroben in Schach. Die Essenzen der Nadelbäume unterstützen bei der Erdung und der Stressreduktion und fördern die gesunden Atemwegsfunktionen. Und so könnten wir noch viele Bereiche und Pflanzen nennen.

Doch die sogenannten Bibelöle katapultieren uns auf eine andere Ebene. Ich, Karin, kann mich noch genau daran erinnern, als ich zum ersten Mal eine Anwendung mit den reinen Essenzen von Zistrose, Weihrauch, Ysop, Zedernholz, Zypresse, Onycha, Sandelholz, Narde, Myrrhe, Myrte, Galbanum und Cassia bekommen habe. Vor meinem inneren Auge sah ich mich in einem weißen Gewand durch einen antiken Tempel wandeln. Beim Schreiben dieser Zeilen befinde ich mich in Kroatien auf einer Studienreise zur Immortelle. Im Palast von Diokletian (ca. 240–316 n.Chr.) in Split kommt es mir immer wieder so vor, als ob die Zeitfäden sich verweben und in meinem Geist Sequenzen aus einer früheren Epoche auftauchen. Mit dem Duft eines antiken Öls in der Nase passiert das besonders schnell. Das moderne Leben und der Trubel des Wochenmarktes außerhalb des Palastes verschwimmen, und eine Vertrautheit stellt sich ein. Ich habe das Gefühl, die Bibelöle führen mich an Plätze aus früheren Leben zurück und stellen meine innere Ganzheit wieder her.

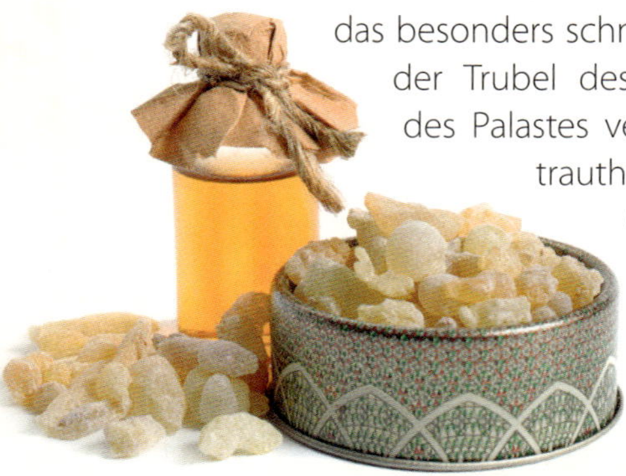

Auch wenn jedes ätherische Öl in seiner Reinheit und Vollkommenheit für uns beide etwas ganz Besonderes ist, sind die antiken ätherischen Öle auch deswegen eine Liga für sich.

Dieses Buch soll eine Brücke zwischen den Erfahrungen, die in Tausenden von Jahren gemacht wurden, und den Erkenntnissen aus der aktuellen Zeit schlagen und die Bibelöle erlebbar machen. Fühlen Sie sich mit uns gemeinsam in die Energien dieser Kostbarkeiten ein, und machen Sie Ihre eigenen Entdeckungen.

Als wir erstmals über die antiken ätherischen Öle geschrieben haben, war es noch eine Kollektion von zwölf besonderen Pflanzen. In der Zwischenzeit mussten leider zwei davon unter Naturschutz gestellt werden. Das zeigt, wie fragil die Natur ist. Es geht uns darum, die Pflanzen und das Wissen auch für die nächsten Generationen zu erhalten. Dafür ist Achtsamkeit bedeutend: Achtsamkeit im Umgang mit den Pflanzen, während des Verarbeitungsprozesses und bei der Anwendung. Wir brauchen uns nicht mit den ätherischen Ölen zu überschütten, oftmals reicht schon ein Tropfen, um ganz fein etwas in Gang zu bringen. Lieber wenden wir sie verdünnt an, als sie zu verschwenden und Gefahr zu laufen, dass es sie eines Tages nicht mehr geben wird. Es ist ein feiner Grat zwischen dem Erhalt des Wissens durch Anwendung und einem sorgsamen Umgang mit der Natur und ihren Pflanzenwesen.

In der Pharmaindustrie mit ihren patentierten Produkten und isolierten Inhaltsstoffen werden die komplexen Strukturen der Essenzen aus natürlichen Pflanzen manchmal als lästige Konkurrenz empfunden, und so drängt die Lobby darauf, dass deren Einsatz verboten wird. Auch dadurch verschwinden manche ätherischen Öle vom Markt.

In dieser Neuausgabe benennen wir Alternativen zu den ätherischen Ölen, die nicht mehr oder nicht immer verfügbar sind. Wir alle sind Zeitzeugen großer Veränderungen in vielen Bereichen, daher wächst die Bedeutung einer flexiblen Lösungsorientierung.

Unsere Empfehlung ist, mit dem zu arbeiten, was Sie in hoher Qualität bekommen können. Manchmal müssen wir einen Zeitraum kreativ überbrücken. Gesetzliche Rahmenbedingungen oder die Situation der Rohstoffe können sich auch wieder ändern.

Ich, Karin, habe dies gerade bei der Reise zur Immortelle wieder gehört. Um das Jahr 2008 war die Pflanze bereits auf der roten Liste gelandet, da durch die Wildsammlung die Bestände stark dezimiert worden waren. Dadurch, dass Immortellen nun in Kultur angebaut werden und ein Projekt zum Ausbringen der Samen in der Wildnis durch die Bevölkerung initiiert wurde, sind sie über die Jahre nicht mehr gefährdet. Manchmal braucht es ein Umdenken und die Suche nach Möglichkeiten, wie etwas doch geht. In diesem Sinne wünschen wir uns, dass die älteste Medizin der Menschheit auch weiterhin erhalten bleibt.

Wenn ich, Karin, den Duft der Bibelöle einsauge, die Augen schließe und mich in die Energie der Zukunft hineinfühle, dann erscheint vor meinem inneren Auge eine Welt, in der die Menschen wieder den wahrhaften Zugang zur Natur gefunden haben. In der sie im Einklang mit Mutter Erde, der Pflanzen- und Tierwelt leben.

Mögen wir uns an das alte, ganzheitliche Wissen erinnern und es wiederbeleben! Mögen die Seelen einander wiedererkennen und gemeinsam den Wandel hin zu einer lebenswerten Zukunft gestalten!

In meiner Wahrnehmung stimulieren die Bibelöle besonders unsere Kopfdrüsen und fördern dadurch innere Ruhe und Kreativität. Das sind Werte, die enorm wichtig sind für diese herausfordernde Zeit und die Gestaltung der Welt von morgen.

Einatmen – Ausatmen – Riechen – Einatmen – Ausatmen – Fühlen. Vergangenheit und Zukunft verschmelzen zum Jetzt. Im Augenblick können wir mit Handlungen aus dem Herzen heraus die Welt bewegen.

Der Mensch ist mit fünf Sinnen ausgestattet: Hören, Riechen, Sehen, Schmecken, Fühlen. Das Riechen war in früheren Zeiten überlebenswichtig, allein schon, um verdorbene Nahrung erkennen zu können. In unserer modernen Welt sind wir sehr stark auf das Sehen fixiert, und der Geruchssinn wird oftmals nicht bewusst eingesetzt.

Das Riechen ist jedoch der Schlüssel zum limbischen System und öffnet den Zugang zu den Emotionen. Ein ätherisches Öl mit all seinen Wirkbestandteilen kann uns vielschichtig berühren: körperlich, emotional, mental und spirituell. Die Menschheit hat schon vor Tausenden von Jahren diese Eigenschaft erkannt. Dieses alte Wissen wollen wir lebendig halten, um es auch den kommenden Generationen zur Verfügung stellen zu können. Dieses Buch soll seinen Teil dazu beitragen.

Wir wünschen Ihnen tiefe Erkenntnisse auf der duftenden Entdeckungsreise zu den antiken Pflanzenessenzen.

Karin Opitz-Kreher und **Johannes Huber**
im Mai 2023

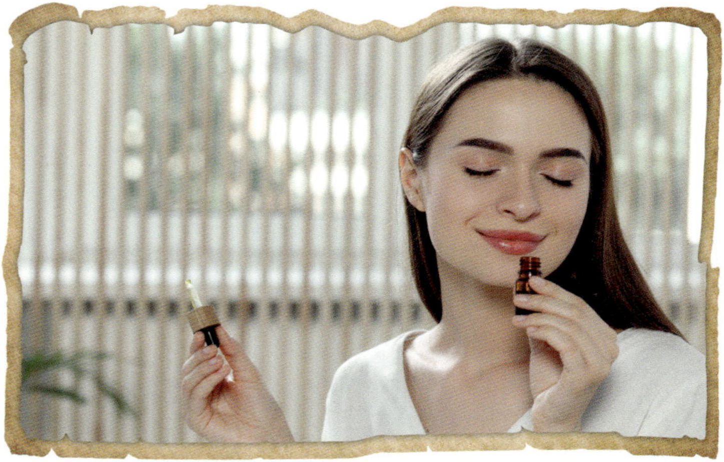

Einleitung

Wenn wir beginnen, uns mit den ätherischen Ölen zu beschäftigen, ist es, als würde sich uns ein eigenes Universum offenbaren.

Worauf beruht die Wirkung dieser Öle? Wann verwende ich welches Öl? Welches wirkt mehr auf körperlicher und welches mehr auf emotionaler, mentaler Ebene? Was unterscheidet ätherische Öle mit allen Wirkbestandteilen von anderen? Und was sind eigentlich Bibelöle? Je mehr wir uns mit diesen Fragen beschäftigen, desto tiefer tauchen wir in das Wissen aus alten Zeiten ein, und es eröffnen sich uns immer wieder neue Aspekte. Am wichtigsten ist aber die eigene Erfahrung, die uns nach und nach die Öle entdecken und ihre Qualitäten erleben lässt.

Die Einsatzmöglichkeiten der Bibel- oder Salböle sind vielfältig. Indem wir die alten Schriften zurate ziehen und uns mit den Pflanzen beschäftigen, aus denen sie hergestellt werden, erkennen wir, dass Zedernholzöl, Sandelholzöl usw. weit mehr sind als angenehme Duftstoffe, derer sich die Parfümindustrie bedient. Wenn wir wissen, wie die Öle früher eingesetzt wurden, können wir auf ihre Kraft schließen und uns ihre Eigenschaften auch heute noch zunutze machen.

Tauchen Sie ein in eine längst vergangene Zeit. Bereits Höhlenzeichnungen, die um 15 000 v. Chr. in der Dordogne im

Südwesten von Frankreich entstanden sind, zeigen, dass Pflanzen von unseren Vorfahren als Arznei verwendet wurden. Etwa 4500 v. Chr. wurden in Ägypten aromatische Öle hergestellt und für rituelle Zwecke, als Parfüm, Kosmetik oder Medizin eingesetzt. Das Wissen um diese kostbaren Essenzen hat somit eine jahrtausendealte Tradition.

Diese Kenntnisse sind heutzutage wieder sehr gefragt. So haben wir in einem Beitrag von Dr. Manfred Doepp erfahren, dass beispielsweise Öle wie Weihrauch oder Myrrhe vor Elektrosmog schützen und die Hypophyse sowie den Hypothalamus harmonisieren. Das sind aktuelle Themen, denn die Strahlung von Handys, WLAN und Spielekonsolen ist allgegenwärtig. Durch ihren Einfluss auf das Gehirn kann u. a. die Aufmerksamkeits- und Konzentrationsfähigkeit beeinträchtigt werden. Gerade bei Kindern und Jugendlichen ist es daher wichtig, Schutzmaßnahmen wie die Anwendung von Ölen zu ergreifen.

Wir wollten mit eigenen Augen sehen, welche Auswirkung Elektrosmog auf unser Energiefeld hat. Mittels einer Chakra- und Auradarstellung wurden wir Zeugen, wie ein stabiles Energiefeld regelrecht in sich zusammenfiel, als mit dem Handy eine Telefonnummer angewählt wurde (beim Wählen zeigt sich die höchste Sendeleistung und somit die höchste Strahlenbelastung für den Nutzer). Wurden essenzielle Öle zum Zeitpunkt der Strahlenbelastung angewendet, stabilisierte sich das Feld schnell wieder.

Heilpflanzen und essenzielle Öle in der Evolutions- und in der Bibelgeschichte

Ob Wissenschaftler, Historiker oder bibelfeste Christen – wir werden versuchen, allen gerecht zu werden, indem wir das Wissen um die Öle aus verschiedenen Perspektiven betrachten.

Die Pflanzen und ätherischen Öle in der Evolution

Unternehmen Sie mit uns einen Ausflug durch die Geschichte des Planeten Erde, bis wir wieder im Hier und Jetzt landen. Der Rückblick auf die Evolution der Pflanzen ist wichtig, um zu verstehen, wie sich die ätherischen Öle über die Zeit zu solch kraftvollen Helfern entwickelt haben. In einem Vortrag von Dr. Kurt Schnaubelt, den wir im September 2013 in Wien gehört haben, wurden auch wir auf diese Zeitreise mitgenommen. Die dadurch gewonnenen Kenntnisse wollen wir Ihnen nun wiedergeben.

Versuchen wir, uns einmal vorzustellen, dass es vor Milliarden von Jahren bei der Entstehung unseres Planeten nur Moleküle gab, die miteinander interagierten. Erste Strukturen bildeten sich und nach und nach auch die ersten Chromosomen. Die Grundbausteine des Lebens sind ca. 3,5 Milliarden Jahre alt.

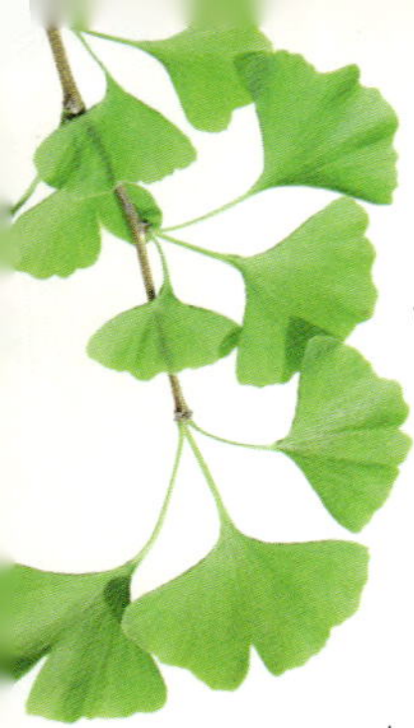

Vor ca. 2 Milliarden Jahren sind dann die ersten Lebewesen im Wasser entstanden.

Erst vor einigen Millionen Jahren bildeten sich in den Küsten- und Uferregionen die ersten höher entwickelten Organismen an Land. Das waren die sogenannten Pionierpflanzen, die außerordentlich widerstandsfähig waren und sich besonders gut an die Gegebenheiten anpassen konnten. Die Flora von damals umfasste u.a. Pflanzen wie den Ginkgo oder den Schachtelhalm. Bevor sie sich an Land etablierten, gab es dort bereits Viren, Bakterien und Pilze. Darum produzierten die Urpflanzen zum eigenen Schutz ätherische Öle. Man nennt diese Öle auch sekundäre Pflanzenstoffe. Wenn sie effektiv waren, überlebte die Pflanze.

Weitere Hunderte Millionen Jahre später entstanden die Insekten, und die Pflanzen entwickelten sich weiter. Nun wurden ätherische Öle nicht nur zum Schutz eingesetzt, sondern auch, um Bestäuber anzulocken. Die sogenannten Angiospermen traten in Erscheinung, Pflanzen, die eine Blütenhülle hatten, die den Fruchtknoten und die Samenanlage bedeckte. Die Pflanzen bauten über einen langen Zeitraum hinweg eine komplexe Intelligenz zum eigenen Schutz auf, und diejenigen, die es heute noch gibt, haben sich durchgesetzt, indem sie wirksame ätherische Öle bildeten.

Heute wollen wir mit unserem Verstand und der Wissenschaft die ätherischen Öle in ihre Einzelbestandteile zerlegen. Das gelingt umso besser, je leistungsstärker die Messinstrumente werden. Dadurch erhalten wir eine Antwort darauf, warum und wie sie wirken. Wir wissen heute schon recht viel über die ätherischen Öle, trotzdem umgibt sie noch immer etwas Geheimnisvolles. Jedes ätherische Öl enthält eine Vielzahl von organischen Molekülen, die Harmonie des jeweiligen Öls macht jedoch den feinen Unterschied, ob es tiefgehend wirkt oder nicht. Bildlich gesprochen, wirkt die Komposition der einzelnen Substanzen in einem ätherischen Öl, es kommt auf das ganze Orchester an und nicht auf eine einzelne Geige.

DIE SICHT DER BIBELBEWANDERTEN

Zu Beginn des Johannesevangeliums steht: **»Im Anfang war das Wort, und das Wort war bei Gott, und Gott war das Wort. Dasselbe war im Anfang bei Gott. Alle Dinge sind durch dasselbe gemacht, und ohne dasselbe ist nichts gemacht, was gemacht ist.«**

Daher können uns z. B. die Pflanzen, die unserer Struktur ähnlich sind, auch so gute Dienste leisten. Das, was von Menschenhand gemacht ist, hat nicht diese Wirkung – seien es synthetische Öle oder andere Stoffe. Wir sollten wieder die Kraft der Natur nutzen, was unserem Wesen auch entspricht. In unserer modernen Welt haben wir laut dem Umweltmediziner Klaus-Dietrich Runow Kontakt zu 80 000 Chemikalien, darunter finden sich Weichmacher in Plastik, Parabene in der Kosmetik, Pestizide, Lösungsmittel und Schwermetalle.

Unser Körper ist vergleichbar mit einem Gefäß, das zwar vieles in sich aufnehmen kann, aber irgendwann doch überlauft. Dies drückt sich dann z.B. durch neurologische Erkrankungen und Erscheinungen aus. Parkinson, Alzheimer oder Multiple Sklerose verbinden wir eher mit älteren Menschen, erschreckenderweise sind heutzutage aber immer mehr jüngere davon betroffen. Es ist also an der Zeit, unser Handeln zu überdenken und bewusst zu entscheiden, was wir an uns und in uns lassen.

1. MOSE 1,1–2; 11–12 (SCHÖPFUNGSGESCHICHTE):

»Am Anfang schuf Gott Himmel und Erde.
Und die Erde war wüst und leer, und Finsternis lag auf der Tiefe; und der Geist Gottes schwebte über dem Wasser. (...) Und Gott sprach: Es lasse die Erde aufgehen Gras und Kraut, das Samen bringe, und fruchtbare Bäume, die ein jeder nach seiner Art Früchte tragen, in denen ihr Same ist auf der Erde. Und es geschah so. Und die Erde ließ aufgehen Gras und Kraut, das Samen bringt, ein jedes nach seiner Art, und Bäume, die da Früchte tragen, in denen ihr Same ist, ein jeder nach seiner Art. Und Gott sah, dass es gut war.«

WELT- UND ZEITREISE – WIE DIE MENSCHEN BEGANNEN, DIE ÄTHERISCHEN ÖLE EINZUSETZEN

Seit jeher dienen uns Pflanzen als Nahrung, Baustoff und Medizin. Machen wir einen Sprung in der Geschichte: Der Mensch entwickelte sich vom Jäger und Sammler zum Bauern und Hirten, und mit den veränderten Lebensbedingungen kamen neue Herausforderungen auf ihn zu.

Ackerbau und Viehzucht wurden betrieben, und durch die Nähe zu den Tieren waren die Menschen von Seuchen und Krankheiten bedroht. Unsauberes Wasser war die Ursache für Cholera und Typhus, Insekten, die durch die Siedlungen angezogen wurden, übertrugen ebenfalls verschiedene Krankheiten. Parallel dazu finden sich in der Bibel Berichte über Plagen wie die Viehpest und die Insektenplage.

Zu damaliger Zeit wurden auch viele Tieropfer in den Tempeln erbracht, d. h., es entstanden in der Hitze durch das Schlachten der Tiere unangenehme Gerüche, und auch das Verbrennen von Fleisch und Federn hinterließ einen üblen Gestank. Um die Atmosphäre im Tempel zu klären und sich vor Krankheiten zu schützen, wurden z. B. Kräuter und Harze verräuchert oder frische Kräuter auf dem Boden verteilt, die ihr Aroma abgaben, wenn man über sie lief.

Die Pflanzen bauten sich durch die An- und Herausforderungen ihres Umfeldes mit den ätherischen Ölen ihre eigenen Schutzmechanismen auf. Später begannen die Menschen, die Qualitäten der Pflanzen für sich zu nutzen, indem sie von den nährenden, schützenden, reinigenden, regenerierenden und mit Sauerstoff versorgenden Bestandteilen der ätherischen Öle Gebrauch machten. Die den Pflanzen innewohnende Ordnungskraft wurde erkannt und vielfältig eingesetzt. Könige und Priester verwendeten die ätherischen Öle in Form von kostbaren Destillaten. Diese hatten eine viel stärkere Wirkung als die dem Volk zur Verfügung stehenden frischen oder getrockneten Kräuter.

Schauen wir nun zu den Hochkulturen, die an den Flüssen Euphrat und Tigris entstanden sind: Es wurden Keilschriften gefunden, die Zeugnis darüber ablegen, wie einst Pflanzen für medizinische Zwecke genutzt und gezielt angebaut wurden. So ließ König Mardukapalidina (772–710 v. Chr.) in Babylon in seinem Garten Pflanzen für medizinische Zwecke züchten, darunter Fenchel, Myrrhe, Knoblauch, Kümmel und Mohn.

Zwischen dem Mittelmeerraum und dem Jordan verliefen Handelswege von Gewürzhändlern. Im biblischen gelobten Land wurden medizinische Kräuter und ätherische Öle aus Arabien, dem Libanon, aus Persien, Südosteuropa, Ägypten, Libyen, Indien, Indonesien und dem Himalaya verwendet. Neben dem Austausch der Waren und Kostbarkeiten fand auch die Verbreitung von medizinischem Wissen und Heilmethoden statt.

In der Bibel gibt es 1035 Stellen, an denen ätherische Öle und Pflanzen, die aromatisches Öl produzieren, thematisiert werden. Mindestens 33 Pflanzenarten wie Weihrauch, Myrrhe, Sandelholz, Wacholder, Kümmel, Galbanum, Kalmus, Senf,

Rose, Kiefer, Zeder, Zypresse, Lorbeer, Onycha, Wermut, Koriander, Anis und Myrte sind namentlich vermerkt.

Ein Öl, das in der Bibel sehr häufig genannt wird, ist natives Olivenöl, das zum einen ein fettes Trägeröl ist, zum anderen auch einen aromatischen und ätherischen Anteil mit sich bringt. Es war Nahrung, wurde als Brennstoff für Lichtquellen verwendet und diente als Grundlage für Salben und Heilöle. Auch wurde Olivenöl in höchster Qualität als »Zehnter«, also als freiwillige Spende aus dem eigenen Ertrag, an die Priester abgegeben.

Das alte Ägypten war eine Hochburg für die Herstellung und Verwendung von ätherischen Ölen. Aus der Zeit um 1530 v. Chr. stammt der »Papyrus Ebers«, ein gut erhaltener Papyrus mit medizinischen Texten. Er wurde von dem Ägyptologen und Schriftsteller Georg Ebers (1837–1898) gefunden. Die 20 Meter lange Aufzeichnungsrolle macht genaue Angaben zu Symptomen, Diagnosen und Behandlungen.

In Ägypten wurden Hölzer, Harze, Blüten, Blätter, Wurzeln und Früchte gesammelt und verwendet, und teilweise wurden daraus auch Öle hergestellt. Die angewandte Methode war durch einen langsamen Destillationsprozess bei niedrigen Temperaturen so schonend, dass die Molekülketten komplett erhalten blieben.

Durch dieses Verfahren wurde ein Öl gewonnen, das aus ganz kleinen Molekülen bestand, frei von Fettmolekülen war und sich durch eine starke Durchdringungskraft auszeichnete. Es ist bemerkenswert, dass es Unterneh-

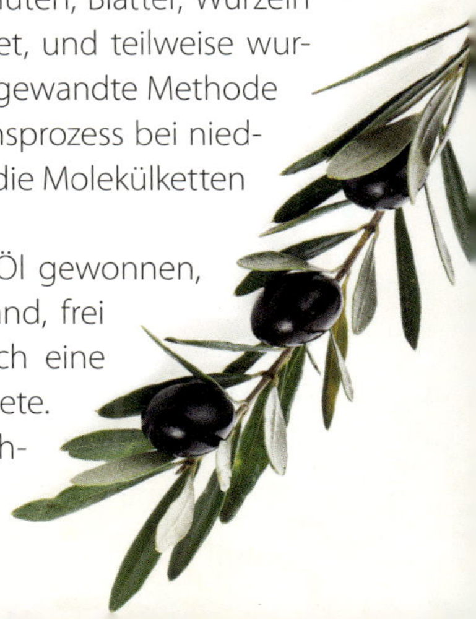

men gibt, die dieses alte Wissen in unserer modernen Zeit wieder aufleben lassen.

Wenn wir an Ägypten denken, kommen uns neben den beeindruckenden Pyramiden auch sofort die mächtigen Pharaonen, deren mumifizierte Körper Jahrtausende überdauert haben, in den Sinn.

DIE MUMIFIZIERUNG

Im alten Ägypten wurden Pharaonen oder hochstehende Bürger nach deren Ableben mumifiziert. Nachdem der Leichnam gewaschen worden war, entfernte man das Gehirn über die Nasenlöcher. Anschließend goss man ein Salböl, bestehend aus Harzen, Bienenwachs und Aromaölen, in den Schädel. Dann wurde der Leichnam an der linken Seite aufgeschnitten, und die Balsamierer entnahmen innere Organe wie Leber, Lunge, Magen und Gedärme. Diese wurden nach einer speziellen Reinigung in sogenannten Kanopen, Gefäßen, die den vier Horussöhnen geweiht waren, aufbewahrt.

Der Bauchraum wurde mit Aromaölen und Palmwein gereinigt und mit Myrrhepulver gefüllt. Es folgte eine Trocknungsphase mithilfe von Natron, um einen Verfall des Körpers zu verhindern. Erst danach konnte die eigentliche Balsamierung beginnen.

Nach einer weiteren Waschung wurde erhitztes Salböl in den Körper hineingegossen und der Leichnam damit eingerieben. Dadurch wurde die Haut wieder geschmeidig. Mit konservierenden Harzen und Ölen wie Weihrauch, Zeder und Myrrhe sowie weiteren Gewürzen, vermischt mit Bienenwachs und manchmal Sägespänen, wurde der Bauchraum wieder aufgefüllt, um das Einfallen zu verhindern. In die Nasenöffnungen kamen teilweise in Salböle getränkte Tücher. Im Anschluss an das Umwickeln der Finger mit Schnüren und das Schließen des Bauchraums, z. B. durch das Einnähen einer Wachsplatte oder bei hochstehenden Personen eines dünnen Goldblechs, wurde der Balsamierte in Leinentücher gewickelt, die mit Harzen befestigt wurden. Je nach Rangordnung gab es unterschiedliche Preisklassen für diese Prozedur, die sich danach richteten, welche Substanzen zum Einsatz kamen. Neben den Königen und deren Gattinnen wurden auch Tiere, z. B. Katzen, mumifiziert, die man wie Götter verehrte.

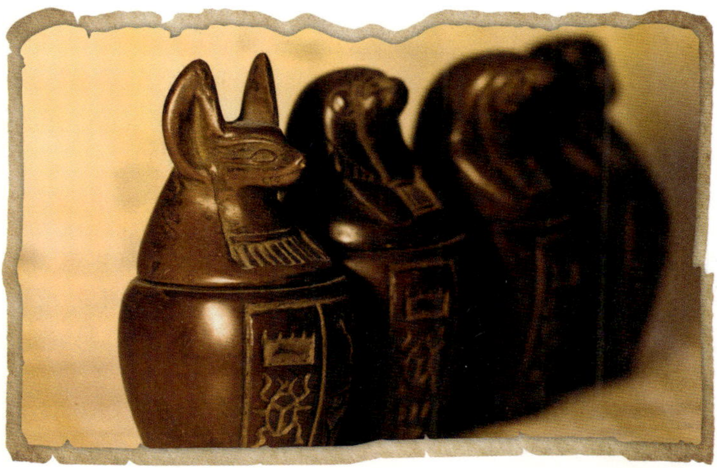

Bereits zu alten Zeiten wusste man um die Kraft der Pflanzen und Öle zur körperlichen, mentalen und emotionalen Reinigung. Sie wurden auch angewandt, um den Geist zu erheben oder sich vor Krankheiten zu schützen. In Tempeln gibt es Aufzeichnungen und Darstellungen davon, wie Rituale zur Reinigung der verschiedenen Ebenen mit Ölen, Gesängen und Waschungen durchgeführt wurden.

In der Bibel ist das klassische Salböl eine Mischung aus Myrrhe, Zimt, Kalmus, Cassia und Olivenöl (2. Buch Mose 30,23–25). Es wurde von Priestern für rituelle Zwecke verwendet – nicht aber von dem gewöhnlichen Volk, denn das hätte als Gotteslästerung gegolten.

In Europa schrieb der griechische Arzt Pedanios Dioskurides (ca. 40–90 n.Chr.) das Buch »De materia medica«. Darin beschreibt er rund 1000 Arzneimittel, darunter 813 pflanzlicher, 101 tierischer und 102 mineralischer Herkunft, sowie 4740 Anwendungsmöglichkeiten. Es galt bis ins 17. Jahrhundert als das Basiswerk der Medizin. Dioskurides diente unter Nero und Claudius als römischer Militärarzt und war zu damaliger Zeit der bedeutendste Pharmakologe.

Im alten Rom nutzte man Öle, um z.B. politische Gebäude und Tempel zu reinigen. In den Dampfbädern wurden sie eingesetzt, um das Immunsystem der Besucher zu stärken.

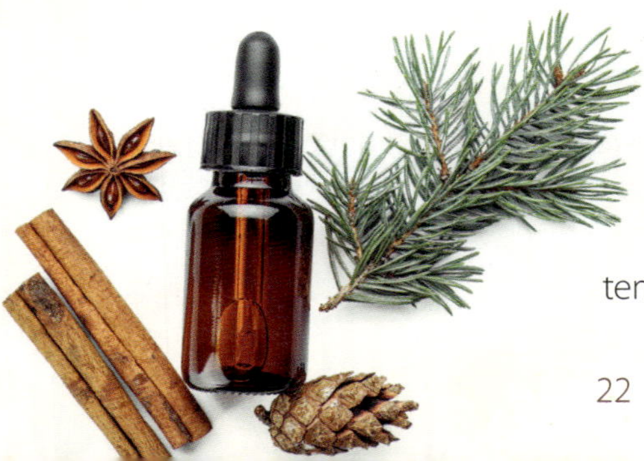

Auch in Frankreich gibt es eine lange Tradition der Verwendung von ätherischen Ölen, Pastillen aus Kräutern, Salben und Parfüms. Diese Entwicklung wurde wahrscheinlich auch von Maria Magdalena unterstützt.

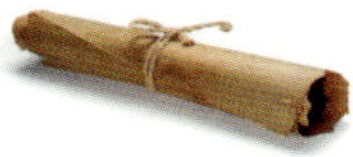

MARIA MAGDALENA – EINGEWEIHTE IN DAS WISSEN UM DIE ÄTHERISCHEN ÖLE

Viele Mythen ranken sich um die Figur der Maria Magdalena, und auch im Zusammenhang mit ätherischen Ölen wird sie immer wieder genannt. Auf antiken Gemälden ist sie oftmals mit einem Salbengefäß in der Hand dargestellt, weil sie nach Jesu Tod dessen Leichnam mit kostbaren Ölen gesalbt haben soll. Bibeltreue Christen meinen jedoch, dass die Salbung mit Nardenöl durch eine andere Maria durchgeführt wurde (Johannes 12, 3).

Auf einer Reise in die Provence, die ich, Karin, im Jahr 2023 unternahm, besuchte ich auch die Grotte »Sainte-Marie-Madeleine« in Saint-Maximin-la-Sainte-Baume. Nach einem letzten steilen Anstieg gelangt man durch ein Tor über Treppen auf das Plateau, von dem aus es in die Grotte geht. In dieser sind ein Altar und Sitzbänke aufgestellt. Über dem Tor ist die Szene dargestellt, wie drei Frauen zu Füßen Jesu am Kreuz klagen und weinen. Das kam mir völlig unpassend vor. Über weitere Treppen gelangt man zu Becken, in denen das Tropfwasser aufgefangen wird. Sie sollen symbolisch für die Tränen der Maria Magdalena stehen.

In einem Bereich, in dem man Kerzen aufstellen kann, hatte ich den Impuls, eine für meine Familie und den weiteren segensreichen Verlauf meiner Reise zu entzünden. Und während ich in die Flammen blickte und nachspürte, hatte ich auf einmal eine Erinnerung an Jeanne Ruland, die zu Lebzeiten mehrmals zu Ehren Maria Magdalenas mit Gruppen nach Südfrankreich gereist war. Sie hat gesagt: »Maria Magdalena ist die Frau von Neuem, die Hüterin des weiblichen Mysteriums der ›Marien‹, die Apostelin der Apostel und die Auserwählte von Jesus Christus selbst in seiner Nachfolge. Sie ist in allen inneren Einweihungsräumen zu finden.«
Diese Worte fand ich so passend für die Zeitqualität, die wir aktuell erleben, in der sich die Menschheit aufmacht, verschüttetes Wissen neu zu entdecken. Plötzlich wurde mir klar, dass die Darstellungen der klagenden Maria Magdalena das Bild der Institution Kirche wiedergeben. Es hat jedoch nichts mit der Frau Maria Magdalena zu tun. Papst Gregor I. erklärte sie zur »Sünderin«, und dieses Label haftet ihr nachhaltig an. Wie sollten heute ein anderes Bild von Maria Magdalena zeichnen als das, das die Kirche von ihr verbreitet hat. Es geht um die weibliche Energie. Maria Magdalena war eine Umsetzerin, furchtlos und anpackend.

Die biblische Figur der Maria aus Magdala bezeugte den Tod Jesu am Kreuz, salbte den Leichnam und fand schließlich das leere Grab vor. Sie verkündete den anderen, dass sie den auferstandenden Jesus gesehen und gehört habe. Sie war damit die Erste, die die frohe Botschaft seiner Auferstehung in die Welt trug. In allen Evangelien wird diese Geschichte erzählt, doch im Lukas-Evangelium ist der Bezug zu den ätherischen Ölen am größten:

»Aber am ersten Tag der Woche sehr früh kamen sie zum Grab und trugen bei sich die wohlriechenden Öle, die sie bereitet hatten. Sie fanden aber den Stein weggewälzt von dem Grab und gingen hinein und fanden den Leib des Herrn Jesus nicht.« (Lukas 24, 1–3)

Maria Magdalena berichtete dann den Jüngern, dass Jesus auferstanden war. Die aber glaubten ihr nicht, nur Petrus ging zum Grab, um die Geschichte zu überprüfen. Im Folgenden wird in der Bibel erzählt, dass Maria Magdalena auf ein segelloses Schiff gesetzt wurde zusammen mit ihrer Schwester Martha und ihrem Bruder Lazarus. Sie sollten untergehen. Doch viele Legenden berichten, das Boot überquerte das Mittelmeer und die Schicksalsgemeinschaft ging im Süden Frankreichs an Land. Es gibt unterschiedliche Aussagen, wo das war, in Marseille oder in Les-Saintes-Maries-de-la-Mer. Maria Magdalena soll Jesu Lehren gepredigt haben und nach Aix-en-Provence gezogen sein. Die Legende sagt, dass sie das harte Leben einer Eremitin der Gesellschaft anderer vorgezogen und 30 Jahre lang in der Grotte bei St. Baume verbracht habe.

In der »Goldenen Legende« aus dem 13. Jahrhundert spinnt ein französischer Mönch eine Geschichte um Maria Magdalena. Demnach sei sie von edlem Hause gewesen und nach dem Tod Jesu zur Sünderin geworden, da sie sich nur noch der Wollust hingab. Deswegen wurde sie dann auf das Schiff gebracht und büßte ihre Sünden in der Grotte. Dieses Bild haftet Maria Magdalena noch immer an, dasjenige der geläuterten Hure.

In der othodoxen Kirche wird Maria Magdalena als Heilige mit einem Myrtengefäß in der Hand dargestellt. Dort erzählt man die Legende, dass sie zusammen mit Jesu Mutter, Maria, und Johannes nach Ephesus, der heutigen Türkei, ausgewandert und dort auch gestorben sei.

In der spirituellen Szene heißt es, dass sie eine eingeweihte Isis-Priesterin war und geschult im Umgang mit ätherischen Ölen. Sie habe nach ihrer Ankunft in Südfrankreich ihr Wissen um die Essenzen geteilt und neben der Botschaft Jesu verbreitet. Südfrankreich wurde die Hochburg der ätherischen Öle und ist dies bis heute.

1945 fand ein Bauer in Ägypten bei Nag Hammadi in einem Tonkrug antike Schriftstücke. Diese werden als das »Evangelium der Maria« bezeichnet und sind im Ägyptischen Museum in Berlin gelagert. Laut der gnostischen Lehre, die diesen Aufzeichnungen zugrunde liegt, war Maria Magdalena die Vermittlerin der wahrhaftigen Lehre. Es heißt dort: »Da stand Maria auf, umarmte sie alle und sagte zu den Jüngern: ›Weint nicht und seid nicht betrübt und lasst keinen Zweifel in eurem Herzen zu! Denn seine Gnade wird in Fülle mit euch sein und sie wird euch beschützen.‹ Da Maria das sagte, wandte sich das Herz der anderen zum Guten.« In moderner Sprache ist es die Botschaft der Liebe, die Maria Magdalena überbringt. Der weibliche Weg steht damit im Gegensatz zum männlichen Weg und dem Patriarchat der Kirche. Vielleicht ist es an der Zeit, alte und uns nicht mehr dienende Glaubenssysteme hinter uns zu lassen und den Weg der Liebe, der Gemeinschaft und des Zusammenhalts zu gehen. Das halte ich für die frohe Botschaft für die Menschheitsfamilie in der aktuellen Zeit.

Eine Gruppe von Frauen hatte vor der Grotte die Wanderkleidung gegen Röcke getauscht und sich durchsichtige Schleier um Kopf und Schultern gelegt. Hinter dem Hauptaltar stellten sie sich zusammen und sangen. Ihre Stimmen klangen engelsgleich. Manche Besucher der Grotte haben in Reiseberichten beschrieben, dass man darin die Engel singen höre. Die Akustik ist so klar, dass die kleine Gruppe klang wie ein großer Chor. Die Frauen sangen sich in einen tranceähnlichen Zustand, manche von ihnen fielen weinend auf die Knie und gaben sich ihrem Schmerz hin.
Ich fühlte diesen Schmerz, und für mich war es der Schmerz aller Frauen, den diese in den verschiedenen Epochen getragen und erduldet haben. In meiner Wahrnehmung sind der Pilgerweg und die Grotte durchtränkt von weiblicher Energie, die nach Heilung dürstet.

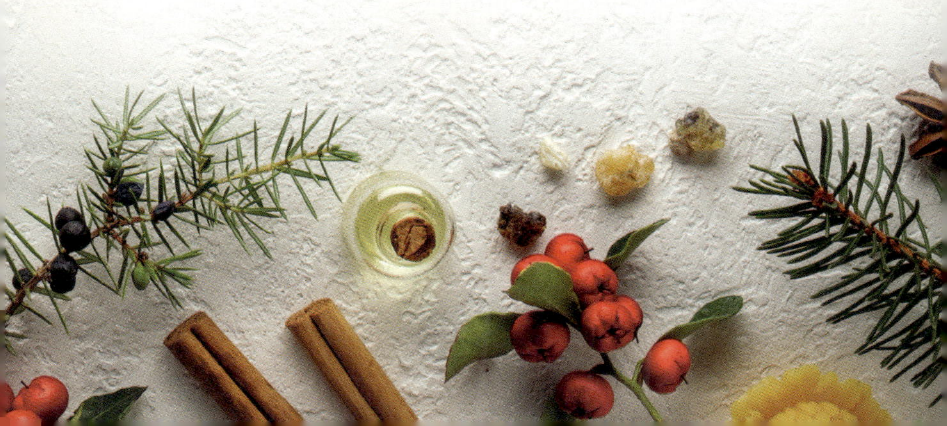

Seelenreise

Sie können diese Übung in der Natur durchführen, z.B. an einem Fluss, an einem Baum, auf einer Wiese oder überall, wo Sie besonders gern sind, oder einfach in Ihrer Vorstellung.

Wählen Sie intuitiv ein antikes ätherisches Öl, und verreiben Sie einen Tropfen davon in Ihren Händen. Wenn Sie den Impuls spüren, es auch auf der Herzgegend, dem Kopf oder den Fußsohlen aufzutragen, folgen Sie ihm. Atmen Sie den Duft aus Ihren Händen ein, schließen Sie die Augen, setzen oder legen Sie sich hin, und lassen Sie sich in die Welt Ihrer Erinnerungen tragen. Gehen Sie innerlich auf eine Reise. Welche Bilder tauchen vor Ihrem inneren Auge auf, wenn Sie den Duft Ihres gewählten antiken ätherischen Öles riechen? Welche Epochen verbinden Sie mit ihm? Wie fühlt sich die Kombination aus Geruch und Erinnerung an?
Spüren Sie nach. Wenn die Erinnerungen anfangen, wieder zu verblassen, schreiben Sie sie auf. Vielleicht ergeben sie mit der Zeit ein Gesamtbild. Können Sie in Ihrem jetzigen Leben an etwas anknüpfen, was sich Ihnen in Ihren Erinnerungen zeigt?

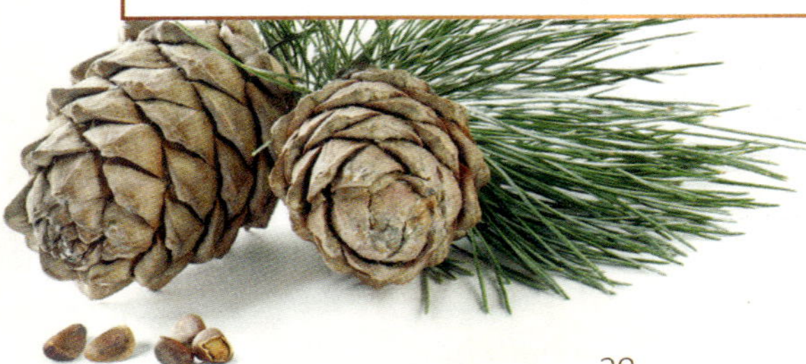

In Frankreich traf das Ölwissen aus dem alten Ägypten auf das der Kelten, die ebenfalls die Heilkraft der Pflanzen kannten. Bei ihnen wurden vor allem Bäume verehrt, und als Häuptlingsbäume mit besonderen Kräften galten z. B. Holunder, Eiche, Esche, Weide, Hasel, Birke, Kiefer und Zeder. Das Wissen um die Heilpflanzen, Kräuter und Öle wurde vom Meister an den Schüler weitergegeben. Es stand damit aber nur bedingt der breiten Masse zur Verfügung.

Hildegard von Bingen (1098–1179) hat der Welt einen Schatz an ganzheitlichem Wissen über Medizin, Musik, Religion, Ethik und Kosmologie hinterlassen. Sie hat mehrere Schriften verfasst, u. a. »Causae et Curae«, was so viel heißt wie »Ursachen und Heilungen«, ein Werk über die Entstehung verschiedener Krankheiten und deren Behandlung, und auch das »Liber subtilitatum diversarum naturarum creaturarum« (»Buch über das innere Wesen der verschiedenen Kreaturen und Pflanzen«). Sie war bereits zu ihren Lebzeiten sehr angesehen, und hochstehende Leute suchten ihren Rat.

Hier in Europa waren es meist die weisen Kräuterfrauen, die ihre Kräuter- und Ölkenntnisse von Generation zu Generation weitergetragen haben. Sie kannten beispielsweise Rezepte, um die Fruchtbarkeit zu steigern oder eine Schwangerschaft abzubrechen. Für jene, die nicht in das Wissen um die Kräuter eingeweiht waren, mag sich dies wie Zauberei dargestellt haben, woraufhin sie die Kräuterfrauen als Kräuterhexen diffamierten. Die erste Hexenverbrennung fand wahrscheinlich 1272 in Toulouse statt. Die Hochzeit der Hexenverbrennung war im 17. Jahrhundert. Fast wäre dadurch das Wissen um die Öle und Kräuter verloren gegangen.

René-Maurice Gattefossé (1881–1950) gilt als Begründer der heutigen Aromatherapie. Nach einer Explosion in seinem Labor, bei der er sich schwere Verbrennungen zugezogen hatte, behandelte er seine Wunden mit purem Lavendelöl und erfuhr am eigenen Leib, wie dadurch der Wundheilungsprozess beschleunigt wurde. Gattefossé bildete dann Marguerite Maury (1895–1968) aus, die Bücher zu Jugendlichkeit, Schönheit und Gesundheit mit ätherischen Ölen verfasste, und Jean Valnet (1920–1995), der durch den Einsatz von ätherischen Ölen nach chirurgischen Eingriffen im Indochinakrieg (1950–1952) außerordentliche Erfolge als Arzt erzielte.

Schauen wir noch in einen anderen Kulturkreis – nach Asien. Bereits um 2800 v. Chr. wurde von Shennong, bekannt als der erste Kaiser des alten Chinas, ein Heilkräuterbuch verfasst, auf das sich bis heute Werke der Traditionellen Chinesischen Medizin (TCM) stützen. Die Schrift bezieht sich auf den Ackerbau und auf den medizinischen Nutzen vieler Heilkräuter. Und auch im Ayurveda entwickelte sich ein tiefes Verständnis für die Wirkung von Pflanzen und Ölen. In der tibetischen Medizin finden wir ebenfalls ein ausgereiftes Gesundheitssystem, in dem Kräuter, Öle und Mineralien genutzt werden.

Man sieht, dass weltweit Menschen mit den Kräften aus der Natur erfolgreich gearbeitet haben, und auch in unserem christlich-westlichen Kulturkreis wurde bei Feierlichkeiten und hohen Kirchenweihen gesalbt und geräuchert.

Da unsere Kultur nach wie vor stark von der Bibel geprägt ist, folgt hier eine Auflistung, wie zu biblischen Zeiten Heilpflanzen verwendet und ihre ätherischen Öle gewonnen wurden. Die Gewinnungsmethoden sind allerdings nicht in der Heiligen Schrift zu finden. Dafür müssen andere historische Aufzeichnungen herangezogen werden.[1]

»BIBELÖLE« ODER »ANTIKE ÄTHERISCHE ÖLE«?

Zum besseren Verständnis möchten wir den Begriff »Bibelöle« betrachten. Oftmals verselbstständigt sich ein Wort in unserem Kopf. So kann es sein, dass mit dem Begriff »Bibel« sofort Religion oder auch die katholische Kirche verknüpft wird. Die Essenzen haben nichts mit der Institution zu tun. Da in der Bibel an unterschiedlichen Stellen auch bestimmte ätherische Öle erwähnt werden, nennt man diese Essenzen umgangssprachlich »Bibelöle«.

Genau genommen sind sie sogar älter als die Aufzeichnungen in der Heiligen Schrift, sodass die Bezeichnung »antike ätherische Öle« durchaus stimmiger wäre. Wobei »antik« natürlich nichts mit dem Alter oder der Haltbarkeit des einzelnen Öls zu tun hat. »Bibelöle« ist einfach der etablierte Name für diese Essenzen, und auch Händler führen sie meist unter dieser Bezeichnung.

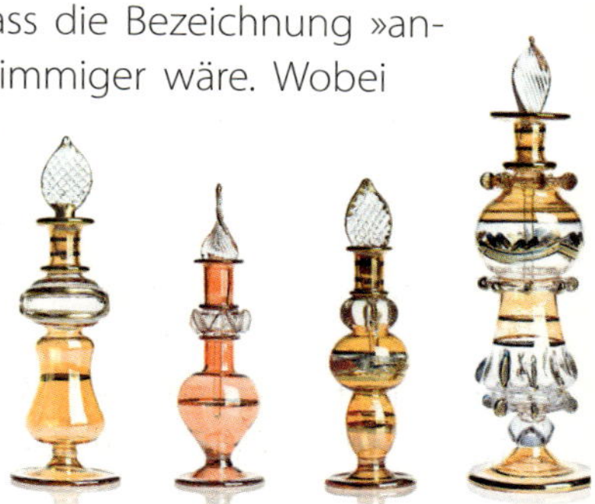

1 *Vgl. Dr. David Stewart, Holger Grimme: Heilende Öle der Bibel. Inspire International 2007.*

DIE GEWINNUNGSMETHODEN

Verwendung der frischen Pflanze

Nicht jede Pflanze verfügt über nutzbare ätherische Öle, kann aber dennoch eine gute Heilpflanze sein, denken Sie z. B. an die Heilpilze. Die Konzentration von ätherischen Ölen in frischen Pflanzen macht lediglich einen Anteil von 1–2 % aus. Wenn man z. B. einen frischen Pflanzensaft zu sich nimmt, sind alle Bestandteile in dem Auszug enthalten, aber der Anteil an ätherischem Öl ist eben sehr gering.

Kräuter wie Pfefferminze und Majoran wurden auch frisch geschnitten in den Tempel gebracht und auf dem Steinboden ausgelegt. Sind die Menschen darüber gelaufen, entwich das ätherische Öl und reinigte und erfrischte die Luft.

Getrocknete Kräuter

In den getrockneten Kräutern finden sich die schweren molekularen Bestandteile der Pflanze in konzentrierter Form wieder. Die ursprünglichen ätherischen Öle haben sich jedoch zu 95 % verflüchtigt. Der Vorteil von getrockneten Kräutern liegt darin, dass sie lange haltbar sind und sich quasi in einem Schlummerzustand befinden. Durch Zerbröseln oder als Tee aufgegossen werden die ihnen innewohnenden Kräfte wieder aufgeweckt und können genutzt werden.

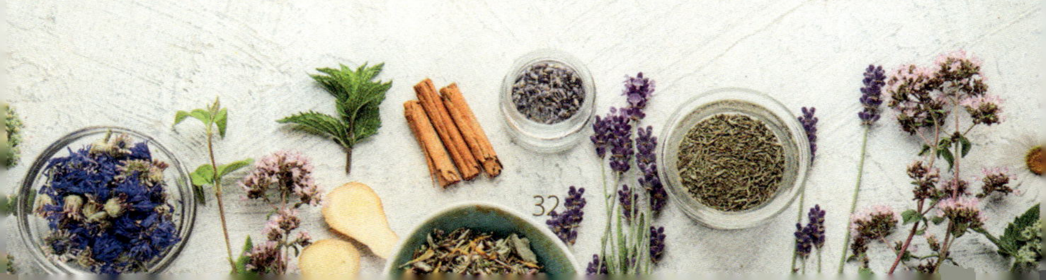

Dampfdestillation

Beim Vorgang der Destillierung wird das ätherische Öl einer Pflanze zwischen 50- und 2000-fach konzentriert. Bei Rose oder Melisse ist die Konzentration sogar ca. 5000-fach. Das bedeutet, dass solche Destillate sehr kraftvolle Essenzen sind, jeder Tropfen ist eine Kostbarkeit. Die Dampfdestillation wurde in Babylon, China, Indien, Ägypten und bei den Sumerern bereits um 3500 v. Chr. angewendet. Eines der ältesten Öle, das so hergestellt wurde, ist das Zedernholzöl, etwas später Destillate von Weihrauch und Myrrhe. Diese puren, konzentrierten ätherischen Essenzen werden für die Anwendung mit einem Trägeröl vermischt.

Mazeration

Bei der Mazeration werden die Pflanzen in ein Gefäß gegeben und mit einem fetten, schweren Öl übergossen, um die fettlöslichen Bestandteile der Pflanzen herauszulösen. Die Ägypter verwendeten hierzu vor allem Rizinusöl, aber auch tierische Fette von Gänsen, Rindern, Nilpferden und Krokodilen. Die Hebräer nahmen dafür Ziegenfett und Olivenöl. Beliebt war eine Technik, bei der das Öl erwärmt und über das Pflanzengut gegossen wurde. Es musste dann tage- oder wochenlang ziehen und im Anschluss durch Leinentücher gefiltert werden. War das Öl noch zu schwach, konnten neue Pflanzenteile hinzugefügt werden, und der Prozess begann von Neuem, bis die gewünschte Stärke des Salböls erreicht war. Durch die Mazeration wurde ein Ölgemisch erzeugt, das bereits verdünnt war und für Salbungen, Massagen oder medizinische Anwendungen verwendet werden konnte. Die Essenzen sehr zarter Pflanzen wie Jasmin wurden durch Kaltmazeration gewonnen, da sie keine Hitze vertragen und dadurch zerstört worden wären.

Pressöle

In biblischen Zeiten wurde Olivenöl als Pressöl durch Druck auf die Frucht gewonnen. Unter den ätherischen Ölen sind alle Zitrusöle Pressöle, da sie aus den Schalen der Früchte gewonnen werden. Die Zitrusfrüchte sind aber erst ca. 1000 Jahre n. Chr. in Europa und in den Mittleren Osten eingeführt worden. Deshalb werden sie nicht in der Bibel genannt. In China wurden Zitrusfrüchte bereits vor 4000 Jahren kultiviert.

Enfleurage

Das Auspressen von Ölen war in der biblischen Zeit nicht die bevorzugte Variante, aber man nutzte auch eine Technik, bei der Mazeration und Pressen kombiniert wurden. Hierbei wurden z. B. Blütenblätter der Rose in Öl gelegt und mit einem schweren Stein gerollt. Durch das Gewicht des Steins lösten sich die kostbaren Duftöle aus den Blütenblättern, und man konnte den Prozess der Ölgewinnung beschleunigen. Dieses Vorgehen wird Enfleurage genannt.

Infusion

Auch hier war die Mazeration die Basis, d. h., Pflanzenteile wurden in Öl eingelegt und dann z. B. über dem Feuer oder in der Sonne erhitzt. Dadurch beschleunigte man das Herauslösen der fettlöslichen ätherischen Öle. Besonders Fette, die bei

Zimmertemperatur eine feste Konsistenz hatten, wurden bevorzugt auf diese Weise bearbeitet, da sie nach dem Abkühlen eine Salbe ergaben.

Räuchern

In Räucherpfannen wurde Räucherwerk wie Weihrauch, Myrrhe, Onycha und Galbanum zum Desinfizieren von Räumen verwendet, was zu biblischen Zeiten eine gängige Vorgehensweise war. In Tempeln wurde durchgehend geräuchert, zum einen, um eine Atmosphäre der Anbetung zu schaffen, aber auch, um Seuchen vorzubeugen. Im 2. Buch Mose 30, 34–36 steht geschrieben, wie Mose die Anweisung zum Räuchern gab, um eine Plage oder Seuche vom Volk abzuwenden. Es wurden auch kleine belüftete Rauchfässer verwendet, in denen Kohle glühte, um so direkt oder mittels eines Einlegebodens ätherische Öle, Gewürze oder Harze zu verräuchern. Das Behältnis war an einer Kette angebracht und wurde geschwenkt. Noch heute wird diese Form der Räucherung in katholischen Kirchen gepflegt.

Es wurde auch eine andere Räuchertechnik angewendet, die heute als »Smudging« bekannt ist. Hierbei wurde zu therapeutischen Zwecken Rauch von schwelenden Räucherbündeln auf bestimmte Körperbereiche geblasen. Auch zur energetischen Reinigung wurde entlang der Wirbelsäule über den Kopf bis hinunter zu den Füßen geräuchert. Diese Art der Räucherung wandten speziell die Ureinwohner Amerikas an. Die Praxis hat bis in unsere Zeit überdauert. Aber auch bei den Ägyptern, Griechen oder Römern wurde mit heilendem Räucherwerk das gezielte Pusten auf Körperstellen vollzogen. Diese Anwendung kennen wir auch von Schamanen aus Südamerika.

Hebammen legten heiße Kohlen unter die Betten oder unter Geburtsstühle, um die Frauen in einen beruhigenden Rauch einzuhüllen. Myrrhe wurde dabei gern als unterstützendes Harz verräuchert, das die Geburt vorbereiten und den Geburtsvorgang erleichtern sollte.

Moxibustion

Bei der Moxibustion wurde Beifußkraut zu kleinen Kegeln geformt und auf bestimmten Körperakupunkturpunkten zur allgemeinen Stärkung abgebrannt. Diese Technik wurde bereits ca. 140 v. Chr. als Heilmethode in der Traditionellen Chinesischen Medizin (TCM) angewendet und findet bis heute Einsatz. Über die Seidenstraße, die ein bedeutender Handelsweg war, gelangte auch das Heilwissen nach Europa.

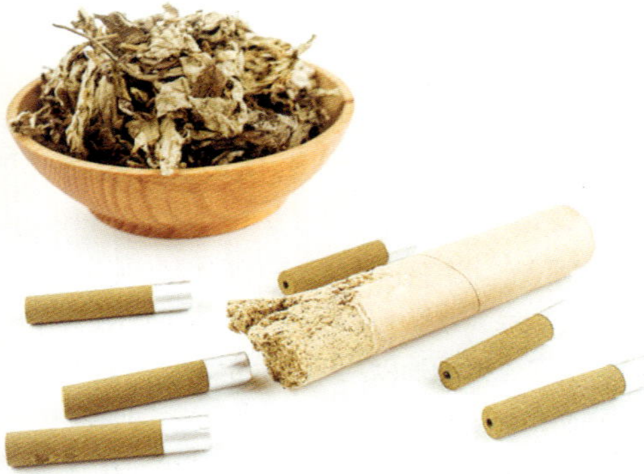

DIE QUALITÄT DER ÄTHERISCHEN ÖLE

Später widmen wir uns speziell einigen ätherischen Ölen, die in der Bibel genannt sind. Daher hier noch ein paar Worte, damit Sie die unterschiedlichen Qualitäten von Ölen künftig besser beurteilen können.

Weltweit gibt es nur ganz wenige Hersteller, die heute noch ätherische Öle mit allen Wirkbestandteilen produzieren. Von Aussaat, Pflege und Ernte bis zur Destillation müssen bestimmte Voraussetzungen eingehalten werden, um ein Öl in seiner ursprünglichen Form zu erhalten, das auch die vollständige »Chemie« der Pflanze bewahrt. Nur diese höchste Qualitätsstufe beinhaltet die natürliche Ordnungsstruktur, die sich auf den Anwender überträgt und ihn in ein harmonisches Frequenzfeld erhebt. Diese vollständigen Öle haben ein ganzheitliches Wirkspektrum auf den Körper, die Emotionen und auf die spirituelle Ebene. Wenn in diesem Buch von ätherischen Ölen die Rede ist, dann bezieht sich das immer auf diesen Qualitätsstandard.

In einem Tropfen essenziellen ätherischen Öls sind ca. 40 Billiarden Moleküle enthalten, eine schier unvorstellbare Größenordnung. Laut Dr. David Stewart und Holger Grimme enthält ein Tropfen ätherisches Öl genug Moleküle, um jede Zelle in unserem Körper (insgesamt 100 Trillionen) mit 40 000 Molekülen zu bedecken. Mit dem Hintergrundwissen, dass nur ein Molekül der richtigen Art ausreicht, um einen Zellrezeptor zu öffnen, mit der DNA zu kommunizieren und eine Zellfunktion zu verändern, könne man erkennen, warum sogar die Inhalation einer kleinen Menge von Öldampf tiefgreifende Auswirkungen auf den Körper, den Geist und die Emotionen habe.[2]

DIE EINTEILUNG DER ÄTHERISCHEN ÖLE

Die Bezeichnung »ätherisches Öl« ist kein geschützter Begriff. Generell unterteilt man die Öle in unterschiedliche Kategorien:

Naturbelassene Öle

Naturbelassene Öle sind direkt aus der Pflanze gewonnene ätherische Öle, also ein zu 100 % reines ätherisches Öl.
Auf dem Etikett ist angegeben:

- die Pflanze, aus der das Öl gewonnen wird (Stammpflanze)
- die verwendeten Pflanzenteile (Wurzel, Frucht, Schale, Blüte, Blatt)
- der Chemotyp der Pflanze, d. h. die natürliche Zusammensetzung des Öls (z. B. Linalool, Limonen etc.)
- Chargennummer, mit der Sie beim Hersteller biochemische und physikalische Analysen erfragen können

All das sagt aber z. B. noch nichts darüber aus, wie der Destillationsprozess durchgeführt wurde: schnell und heiß oder langsam und mit niedrigen Temperaturen. Somit kann es sich zwar um ein hochwertiges, 100 % reines Öl handeln, die therapeutische Wirksamkeit muss aber trotzdem nicht vorhanden sein.

---

2 *Vgl. Dr. David Steward, Holger Grimme: Heilende Öle der Bibel. Inspire International 2007, S. 43.*

Essenzielle ätherische Öle mit allen Wirkbestandteilen

Diese Öle sind naturbelassene, 100 % reine ätherische Öle, die noch zusätzliche Qualitätsmerkmale aufweisen:

Anbau: Die Pflanzen werden vom Samen gezogen (daher sind die Pflanzen widerstandsfähiger als die, die von einer Mutterpflanze vervielfältigt werden) und wachsen auf Böden, die noch nie mit Kunstdünger bearbeitet wurden. Außerdem wirkt es sich günstig auf die Qualität des Öls aus, wenn die Anbaugebiete fernab von größeren Städten oder Industrieanlagen liegen, um die Schadstoffe, die uns in unserem heutigen Leben ohnehin umgeben, niedrig zu halten. Es werden keine Pestizide oder Herbizide eingesetzt. Ich, Karin, habe 2014 die Lavendelernte in der Provence besucht und dort erfahren, dass z. B. bei Befall der Lavendelpflanze mit einem speziellen Schädling diese mit Lehm besprüht wird, der den Käfer erstickt. Es werden aber keine Chemikalien eingesetzt.

Ernte: Bei der Ernte wird der je nach Pflanzenart optimale Reifezustand abgewartet. Es wird nicht zum wirtschaftlich günstigsten Zeitpunkt geerntet, sondern dann, wenn qualitativ das bestmögliche Öl herzustellen ist. Auch die geistige Haltung der Erntearbeiter hat Einfluss auf das Endergebnis. Wenn z. B. während der Ernte Streitigkeiten zwischen den Arbeitern bestehen, dann kann das energetisch gemessen werden, und ein solches Öl hat nicht die gleich hohe Frequenz wie ein Öl, das in Harmonie hergestellt wurde. Denken Sie an die Beobachtungen, die Masaru Emoto (1943–2014) dokumentiert hat, wie sich Worte, Musik und Gedanken auf Wasser oder unser Blut auswirken, sodass diese harmonische oder disharmonische Kristalle ausbilden. Ätherische Öle sind das Blut der Pflanzen, und es ist nachvollziehbar, dass sie ebenfalls auf Harmonie oder Zerstörung reagieren. Auch die Ruhephasen der Pflanzen sind von Schnitt bis Destillation unterschiedlich und werden berücksichtigt, damit die Pflanze die Wirkstoffe wieder konsolidieren kann. Manche Pflanzen ruhen tagelang – der Palo Santo z. B. sogar mehrere Jahre lang –, bis sie destilliert werden können, um eben das bestmögliche Öl zu bekommen.

Destillationsprozess: Der Destillationsprozess entscheidet darüber, ob es sich um ein ätherisches Öl mit allen Wirkbestandteilen handelt oder nicht. Es wird mit wenig Druck bei niedrigen Temperaturen langsam destilliert, wobei Temperatur und Dauer davon abhängen, welche Pflanze und welche Bestandteile (Blüten, Harze, Rinde, Wurzel) verarbeitet werden.

Das alles sind Kriterien, die sich von der kommerziellen Vorgehensweise abheben. Seien Sie deshalb achtsam, wenn Ihnen ein angeblich hochwertiges Öl zum Schleuderpreis angeboten wird. Qualität hat auch ihren Preis.

Natürliche Öle

Natürliche Öle bestehen aus verschiedenen natürlichen Komponenten, werden aber nicht nur aus einer Pflanze gewonnen. Sie dürfen keine synthetischen Zusätze enthalten.

Natürliche/naturidentische Öle

Sie sind eine Mischung aus natürlichen Ölen und synthetischen Ölen.

Naturidentische Öle

Sie haben ein naturreines Öl als Vorbild, sind aber synthetisch nachgebildet und in ihrer Struktur wesentlich einfacher als ein naturreines Öl. Sie riechen ähnlich wie ein natürliches Öl. Ein naturreines Rosmarinöl hat z. B. an die 150 einzelne Bestandteile, das im Labor nachgebaute, naturidentische Öl nur 10–15.

Synthetische Öle

Sie haben kein natürliches Öl als Vorbild, sondern sind sogenannte Designeröle und auf bestimmte Geruchsvorstellungen hin entworfen. In ihnen ist auch fast nichts Natürliches enthalten. Es können sogar unerwünschte gesundheitsschädigende Effekte eintreten.

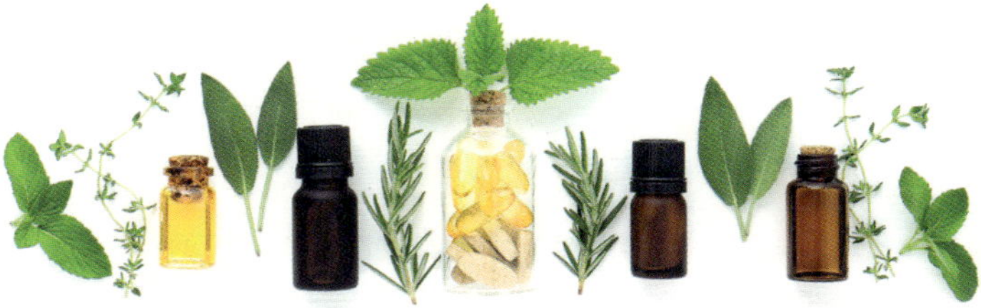

DIE CHEMISCHEN BESTANDTEILE DER ÄTHERISCHEN ÖLE

Ätherische Öle haben ein Bouquet aus vielen verschiedenen chemischen Bestandteilen, die sich aus Kohlenstoff, Wasserstoff oder Sauerstoff zusammensetzen. Es ist ein Irrglaube, man könne für optimale Ergebnisse einzelne Wirkstoffe aus einer Pflanze isolieren. Die Gesamtheit aus Bitterstoffen, Enzymen, Gerbstoffen, Schleimstoffen, Saponinen, Lecithinen, Mineralstoffen und den ätherischen Ölen einer Pflanze macht die Wirksamkeit aus. Und nur diese Gesamtheit ergibt einen vollen, runden, harmonischen und absolut authentischen Geruch mit hoher Wirksamkeit. Es ist spannend, das ätherische Öl einer Pflanze in unterschiedlichen Qualitätsstufen nebeneinander zu riechen. Wenn man die höchste Qualität einmal gerochen hat, wirken die anderen Öle flach. Manchmal riechen sie sogar stechend, oder man hat das Bedürfnis, die Nase wegzuziehen.

An dieser Stelle wollen wir die wichtigsten chemischen Verbindungen der ätherischen Öle näher betrachten, um zu verstehen, warum Öle so wirksam sind.

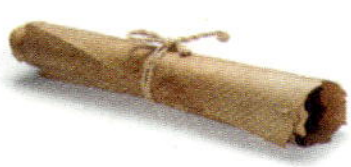

DIE CHEMOTYPEN DER ÄTHERISCHEN ÖLE

Öle können aus den gleichen Pflanzen gewonnen werden, aber komplett andere biochemische Zusammensetzungen haben. Durch unterschiedliche Standort- und Klimabedingungen entwickelt die Pflanze unterschiedliche Inhaltsstoffe, die nur gaschromatografisch festgestellt werden können. Diese Inhaltsstoffe weichen manchmal erheblich voneinander ab und dadurch auch die Wirkung des jeweiligen Öls. Der Name »ätherisches Öl« sagt nichts über die Güte eines Öls aus, sondern ist eine Sammelbezeichnung für eine Vielzahl von organischen Verbindungen. Größtenteils sind das sogenannte Terpene (Mono- und Sesquiterpene). Ein Einzelöl kann dabei mehrere hundert Einzelbestandteile beinhalten. Hierzu gehören Alkane, Phenole, Monoterpene, Sesquiterpene, Diterpene, Alkohole, Ether, Aldehyde, Ketone, Ester, Lactone, Cumarine und Furanoide.[3] Eigentlich ist auch der Begriff »ätherisches Öl« irreführend, da es sich dabei um flüchtige Essenzen handelt, die gar nicht ölig sind.

Auf dem Etikett von essenziellen ätherischen Ölen müssen die Pflanze und deren Leitsubstanzen genannt sein, z. B.: Weihrauch, 100 % reines ätherisches Öl, natürliche Bestandteile: Limonen, Linalool. Außerdem müssen die Chargennummer und der Herstellungsort aufgeführt werden.

Mit diesem Hintergrundwissen sind Sie nicht irritiert, wenn auf einem Fläschchen Oreganoöl z. B. Thymol genannt ist, das Sie sonst eher dem Thymianöl zuordnen würde.

Es sind die vielen einzelnen Komponenten, die die Qualität des Öls ausmachen.

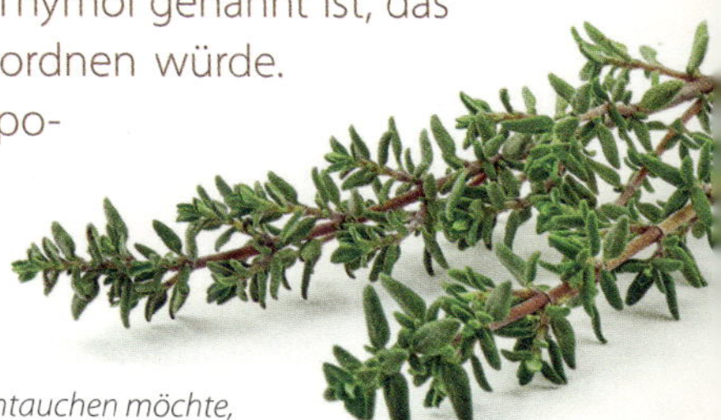

3 Wer tiefer in die Chemie der ätherischen Öle eintauchen möchte, dem empfehlen wir das Buch Dr. David Stewart: The Chemistry of Essential Oils. Care 2005.

Phenole und Phenylpropane

Phenole und Phenylpropane finden sich vor allem in Gewürznelke, Cassia, Basilikum, Zimt, Oregano, Anis und Pfefferminze. Einige dieser Öle werden als »heiße« Öle bezeichnet, wobei Pfefferminze von einigen als »heiß«, von anderen als »kühlend« empfunden wird. Die Phenylpropane erkennen die uns dienlichen Bakterien und lassen sie am Leben. Die uns nicht freundlich gesonnenen Viren und Bakterien können bei Kontakt mit diesem Stoff nicht überleben. Öle, die reich an Phenylpropanen sind, öffnen die Rezeptoren der Zellen. Sind diese gereinigt, funktioniert die Kommunikation der einzelnen Zellen untereinander besser.

Monoterpene

Monoterpene schützen vor freien Radikalen und haben die Eigenschaft, auf Zellebene falsche Programmierungen wieder umzuwandeln, damit keine Fehlinformationen vervielfältigt werden. Pflanzen, die reich an Monoterpenen sind, sind: Galbanum, Angelika, Ysop, Zistrose, Pfefferminze, Wacholder, Weihrauch, Fichte, Kiefer, Zypresse und Myrte.

Sesquiterpene

Sesquiterpene reichern das Blut und die Zellen mit Sauerstoff an. Auch die Sesquiterpene können die DNA reprogrammieren. Hypophyse und Hypothalamus werden besser versorgt, was einen positiven Effekt auf das ganze Körpersystem hat. Öle mit hohem Anteil an Sesquiterpenen sind vor allem: Zeder, Vetiver, Narde, Sandelholz, Schwarzer Pfeffer, Patchouli, Myrrhe und Ingwer. In kleineren Mengen werden sie auch in Galbanum, Onycha und Weihrauch gefunden.

Zusammengefasst kann man sagen, dass ein besserer Austausch zwischen Hormonen, Neurotransmittern und Peptiden stattfindet, wenn die Rezeptoren durch die Phenylpropane gereinigt werden. Durch die Wirkungen der Bestandteile lässt sich erklären, warum die essenziellen Öle so wirksame Helfer sind.

Waren die ätherischen Öle früher teilweise nur bestimmten Gesellschaftsschichten zugänglich, so haben wir heute den Luxus, dass jedermann sich mit ihnen umgeben kann. Aber die echten und ursprünglichen Öle sind auch heute noch sehr kostbar und sollten mit Sorgfalt und Bewusstheit eingesetzt werden.

Die Öle, die in diesem Buch näher beschrieben werden, sind die Öle aus antiken Schriften. Wir sagen umgangssprachlich »Bibelöle« dazu, aber die Pflanzen und Öle wurden auch in alten Aufzeichnungen anderer Kulturen erwähnt. Wir werden bei der näheren Betrachtung der einzelnen Öle die unterschiedlichen Länder und die damaligen Gepflogenheiten ansprechen.

Einige der nun folgenden Öle zeichnen sich auch dadurch aus, dass sie einen hohen antioxidativen Wert, den sogenannten ORAC-Wert, haben. Je höher dieser Wert ist, desto mächtiger wirkt das essenzielle Öl als Radikalfänger – ORAC steht für »Oxygen Radical Absorption Capacity«. Soweit uns Werte zur Verfügung standen, haben wir sie auch aufgeführt.

Und noch ein praktischer Tipp zur Anwendung: Der sicherste und beste Ort für das Auftragen von ätherischen Ölen sind die Fußsohlen und die Handflächen – gerade wenn Sie noch unerfahren mit der Wirkung der Öle sind. Diese Art der Anwendung bringt folgende Vorteile:

- Die Hautbeschaffenheit erlaubt einen schnellen Transport der Öle in jede Körperzelle. Die Reflexzonen des Körpers liegen an Fußsohlen und Handflächen, d. h., Sie können über diese Bereiche auf den ganzen Körper einwirken.
- Zusätzlich ist die Haut an diesen Stellen im Vergleich z. B. zur Innenseite der Arme eher unempfindlich. Für sensitive Menschen empfiehlt es sich also, die ätherischen Öle mit einem Trägeröl verdünnt auf Fußsohlen und Handflächen aufzutragen.
- Da die Haut an Fußsohlen und Handflächen sehr durchlässig ist, brauchen Sie nur kleine Mengen ätherischen Öls (1–2 Tropfen), um eine gute Wirkung zu erzielen. Würden Sie die ätherischen Öle z. B. auf Bauch und Oberschenkel auftragen, bräuchten Sie eine viel höhere Dosis, um eine vergleichbare Wirkung zu erzielen.

Verbleiben Reste auf der Handinnenfläche oder an den Fingern, können Sie diese nach der Anwendung auch gut am Ohr einkneten, da wir dort weitere Reflexzonenpunkte besitzen.

Vorsicht: Ätherische Öle nie ins Ohr geben, immer nur außen auftragen und einmassieren!

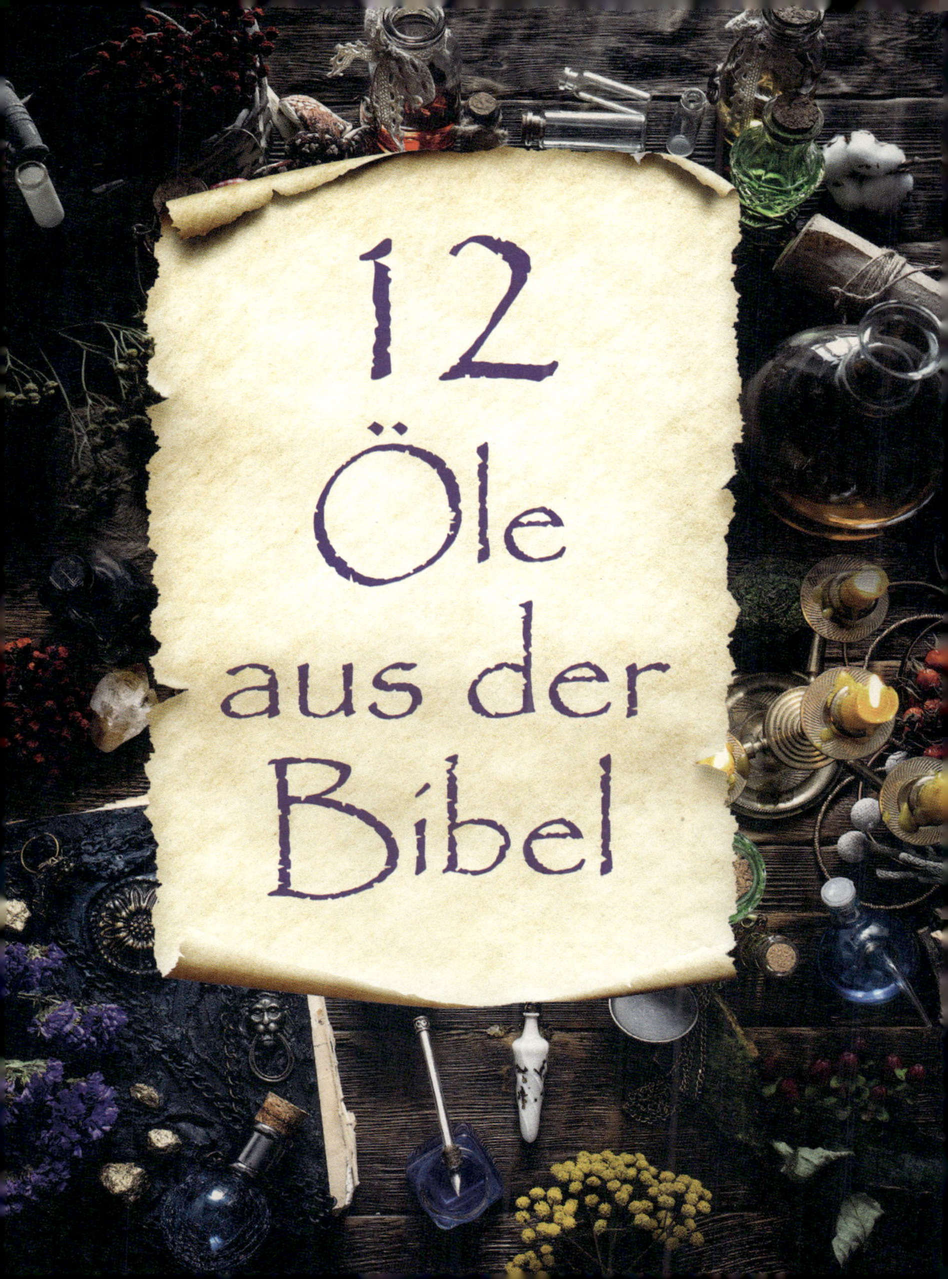
12
Öle
aus der
Bibel

PSALM 45,8–9:

»Du liebst Gerechtigkeit und hassest Frevel;
darum hat dich Gott, dein Gott, gesalbt mit Freudenöl
wie keinen deiner Gefährten. Von Myrrhe, Aloe
und Kassia duften deine Kleider; aus Elfenbeinpalästen
erfreut dich Saitenspiel.«

CASSIA/ZIMTKASSIE
(Cinnamomum cassia)

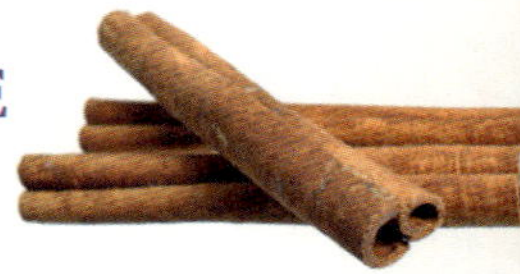

Cassia in der Geschichte

Cassia zählt zu den ältesten Gewürzen, die gezielt eingesetzt wurden. So wurde sie in der Monografie »Shennong bencao jing« des »göttlichen Bauern« Shennong 2800 v.Chr. erwähnt. Auch im »Pen Tsao« findet sie sich, einem sehr umfangreichen Werk der chinesischen Medizin, das alle Pflanzen, Tiere, Mineralien und andere Substanzen auflistet, die einen medizinischen Nutzen haben. Dieses Buch wurde zu Zeiten der Ming-Dynastie geschrieben. Weitere wissenschaftliche Nachweise zur Wirkung wurden im 4. und 3. Jahrhundert v.Chr. in China erbracht. Zimtkassie wird aus der Rinde von Bäumen gewonnen, die der Lorbeerbaumfamilie angehören. Das sind immergrüne Bäume, die bis zu 18 Meter hoch wachsen können.

Cassia hat eine lange biblische Tradition. In der Bibel tritt sie als Gewürz unter dem Namen »quesiah« auf. In Ägypten war sie bekannt für die Eindämmung von Epidemien. Deshalb hat

Gott Moses vor dem Auszug aus Ägypten auch befohlen, Myrrhe, Zimt, Olivenöl und Binsen aus Ägypten mitzunehmen. Außerdem wurde es 1600 v. Chr. in einer der ältesten medizinischen Aufzeichnungen, dem altägyptischen »Papyrus Ebers«, der 877 Rezepte und Verordnungen enthält, erwähnt. Cassia wurde wegen seiner starken antibakteriellen Wirkung sehr geschätzt. Ebenso verwendete man es bei Räucherungen zum Zwecke der Tempelreinigung.

Die Griechen und Römer wurden von arabischen Gewürzhändlern beliefert, die nicht die Herkunft von Cassia preisgeben wollten. Im 16. Jahrhundert war die Suche so enthusiastisch vorangetrieben worden, dass sie einer der Hauptanlässe für die Portugiesen wurde, in See zu stechen. Dabei entdeckten sie Länder wie Indien und Sri Lanka. Den Holländern gelang es, Sri Lanka, damals Ceylon, 150 Jahre lang in Besitz zu nehmen und den Cassiahandel zu monopolisieren. Die Holländer systematisierten den Anbau von Zimtkassie um 1770, wodurch das Gewürz auch im Westen zugänglicher und preiswerter wurde.

Auch Cassia hat eine aphrodisierende Wirkung. So nannte Plinius der Ältere (ca. 23–79 n. Chr.) in seinem Werk »Naturalis historia« Zimt als ein Bestandteil für ein Männerparfüm. Außerdem wurde es oftmals benutzt, um die Bettwäsche zu aromatisieren. Aber aufgepasst: Im »Buch der Sprüche« in der Bibel wird vor Frauen gewarnt, die ihr Bett auf diese Weise verlockend machen! Vielleicht gehört das Cassiaöl auch deshalb zu den »Ölen der Freude«.

Heutzutage werden Süßigkeiten und Getränke mit Cassiaöl geschmacklich aufgewertet. Wegen seiner stark antibakteriellen Eigenschaft wird es auch gern in Produkten zur Mundhygiene verwendet.

Botanische Familie: Lauraceae (Lorbeergewächse)
Extraktionsmethode: Dampfdestillat von der Rinde. Cassia ist dem Aroma von Zimt sehr ähnlich. Die chemische Struktur unterscheidet Cassia und Zimt allerdings stark voneinander.
ORAC: 15 170 µmol TE/100 g
Hauptbestandteile: Trans-Cinnamaldehyde, Trans-O-Methoxycinnamaldehyde, Cumarin, Cinnamyle, Acetate

Cassia enthält ca. 80 % Phenylpropane und zählt aus diesem Grund zu den »heißen« Ölen. Man sollte es also immer mit einem neutralen Öl verdünnen, wenn man es am Körper auftragen möchte.

Vorsicht: Das Öl nicht als Badezusatz verwenden. Es könnte Verbrennungen oder Blasen verursachen!

Die Phenylpropane verstärken unsere elektromagnetische Frequenz, was einen positiven Effekt auf die körperliche und spirituelle Ebene hat.

CASSIA wurde in der Volksmedizin für folgende Eigenschaften geschätzt

stark reinigend, antibakteriell, antiviral, antifungal, anti-inflammatorisch (entzündungshemmend)

Da es ein »heißes« Öl ist, wirkt es bei allen Kälteempfindungen wie Frösteln schön wärmend.

Cassia hat auf unser Energiefeld einen massiv reinigenden Effekt. Es ist, als wenn emotionale Belastungen durch das Feuer von Cassia verbrannt werden. In feinstofflichen Messungen mit einem Aura- und Chakramessgerät konnten wir sehen, wie sich das Feld verändert und wie kleine rote Flammen in der Aura auftauchen, sobald mit Cassia gearbeitet wird.

Anwendungsmöglichkeiten

Wer am Morgen Startschwierigkeiten hat, kann 1 Tropfen Cassia verdünnt mit neutralem Öl auf die Fußsohlen geben oder einfach den Duft aus dem Ölfläschchen inhalieren. Dies wirft den inneren Motor an.

Bitte aufpassen: Das Öl darf nicht ins Gesicht gelangen, es brennt sonst! Wenn Sie es ablöschen müssen, nehmen Sie bitte immer ein fettes Öl, z. B. Olivenöl. Versuchen Sie nie, es mit Wasser wegzuwaschen. Wasser, besonders warmes Wasser, verstärkt die

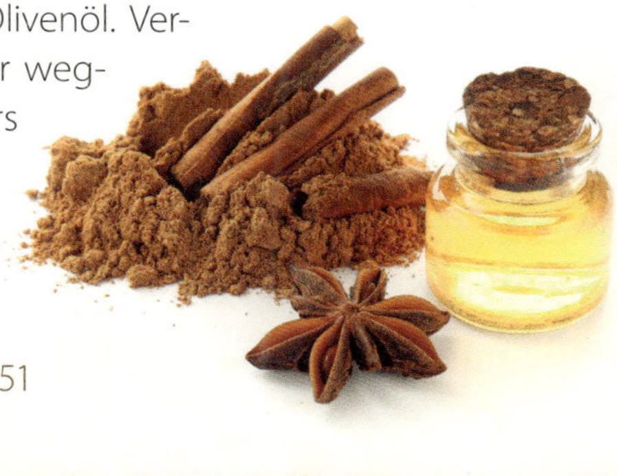

Wirkung. Denken Sie an den Chilieffekt: Wenn Sie eine Chili essen, schmeckt diese auch schärfer, wenn Sie Wasser dazu trinken!

Anwendung für den Alltag

- Verdünnen Sie Cassia unbedingt mit neutralem Trägeröl im Verhältnis 1:4, wenn es auf die Haut aufgetragen wird. Dann verteilen Sie es auf den Chakra- oder den Reflexzonenpunkten.
- Sie können es pur im Ultraschallvernebler diffundieren oder von der Hand inhalieren, aber auch hier ist Vorsicht geboten. Das pure Öl kann die Nasenschleimhaut reizen.

Kleine Übung für den Alltag

Haben Sie speziell in der kalten Jahreszeit oft kalte Füße? Nehmen Sie 1 Tropfen essenzielles Cassiaöl, und verdünnen Sie es mit neutralem Trägeröl. Energetisieren Sie die Mischung, indem Sie sie in die linke Handfläche geben und mit Zeige- und Mittelfinger der rechten Hand 3 Mal im Uhrzeigersinn verreiben. Tragen Sie das Öl anschließend auf die Fußsohlen auf. Bald wird eine angenehme Wärme von den Füßen aufsteigen.

Cassia ist ein Öl, das helfen kann, wieder zu Kräften zu kommen, wenn man über seine körperlichen Grenzen gegangen und maßlos erschöpft ist. Tragen Sie es hierfür morgens verdünnt auf die Fußsohlen auf.

2. BUCH MOSE 30, 34–35:

»Und der Herr sprach zu Mose: Nimm dir Spezerei: Balsam, Stakte (Myrrhe), Galbanum und reinen Weihrauch, vom einen so viel wie vom andern, und mache Räucherwerk daraus, gemengt nach der Kunst des Salbenbereiters, gesalzen, rein, zum heiligen Gebrauch.«

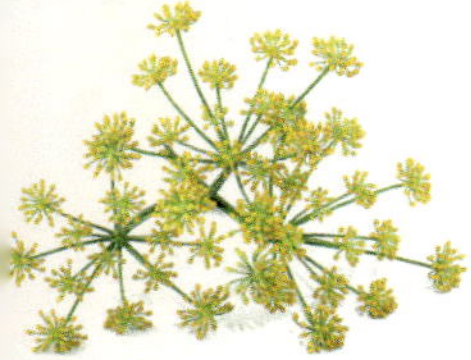

GALBANUM
(Ferula galbaniflua)[4]

Galbanum in der Geschichte

Galbanum ist eine Art Riesenfenchel und gehört zu den Doldenblütlern. Wenn es in Wurzelnähe eingeschnitten wird, tritt das Gummiharz aus. Galbanum ähnelt dem Stinkasant, einer Pflanze, deren Harz in der ayurvedischen Medizin als Asafoetida bekannt ist und die drei sogenannten Doshas – Kapha, Pitta, Vata – ausgleichen soll.

Laut dem Alten Testament und alten ägyptischen Schriften war es wegen seiner medizinischen und spirituellen Qualitäten hoch geschätzt. Im alten Ägypten wurde Galbanum bei religiösen Zeremonien und zum Einbalsamieren genutzt. In alten Stoffbinden von Mumien konnte man Spuren von Galbanum nachweisen. Auch mochten die Ägypter Galbanum

4 *Öle aus Galbanum und Narde dürfen mittlerweile nicht mehr weltweit gehandelt werden, da die Pflanzen unter Naturschutz stehen. Zurzeit sind sie also nicht erhältlich.*

als Fixieröl in verschiedenen Parfüms, und es wurde geschätzt für seinen guten Duft und den therapeutischen Nutzen. Die Hebräer benutzten Galbanum in ihren Salben bei Hautkrankheiten, Abszessen und zur Narbenheilung.

In der Bibel wird Galbanum in Rezepten für heilige Rauchopfer zu Ehren Gottes genannt, und es durfte nicht für weltliche Zwecke eingesetzt werden. Galbanum wurde auch die Qualität zugesprochen, vor Dämonen zu schützen. Dioskurides und Plinius der Ältere schätzten seine krampflösende, harntreibende, beruhigende und das Nervensystem dämpfende Wirkung. Als sogenanntes Mutterharz wirkt es stärkend auf die weiblichen Unterleibsorgane.

In Indien und dem Iran wächst die Pflanze besonders gut. Heutzutage wird dort das Harz in Form von Pflastern verwendet, um Schlangen- und Insektenbisse zu behandeln. Die klassische Homöopathie empfiehlt es bei rheumatischen Beschwerden.

Spirituell unterstützt uns Galbanum dabei, die Konzentration aufrechtzuerhalten, und es verstärkt Energien. Zudem ist es hilfreich zum Ausgleichen von extremen Emotionen. Zusammen mit Weihrauch und Sandelholz angewendet, katapultiert Galbanum uns in höhere Frequenzbereiche. Galbanum ist mit einem Anteil von ca. 70–80 % reich an Monoterpenen.

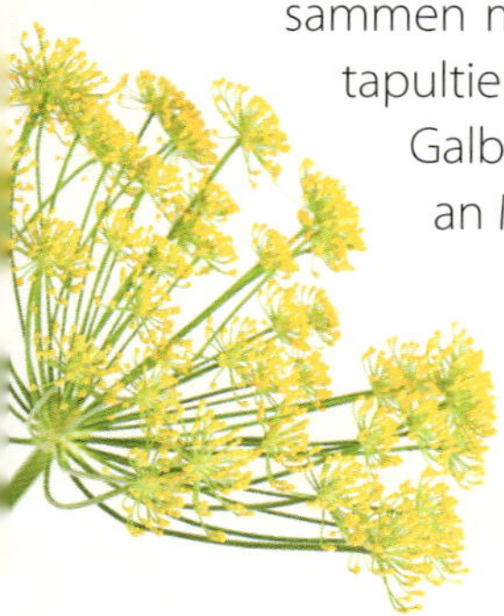

Botanische Familie: Apiaceae oder Umbelliferae (Doldenblütler)
Extraktionsmethode: Dampfdestillat vom Harz
ORAC: 26 200 µmol TE/100 g
Hauptbestandteile: Alpha-Pinene, Beta-Pinene, Delta-3-Carene, Myrcene, Sabinene

GALBANUM wurde in der Volksmedizin für folgende Eigenschaften geschätzt

antiseptisch, leicht antispasmotisch, entzündungshemmend, kreislaufstimulierend, die Verdauung harmonisierend, hilfreich bei nervösen Anspannungen, bei der Narbenbehandlung sowie bei der Anregung von Leber und Galle, allgemein harmonisierend und ausgleichend, gut bei bakteriellen Hautproblemen

Bei Panikattacken wirkt es beruhigend und stressreduzierend. Emotional/spirituell fördert Galbanum das Vertrauen in die eigenen Gefühle und in die Intuition. Es erhöht das spirituelle Bewusstsein und die Qualität der Meditation.

Anwendungsmöglichkeiten

Tragen Sie 2–4 Tropfen pur auf die gewünschte Stelle bzw. auf die Chakras oder die Fußreflexzonenpunkte auf, oder inhalieren Sie das Öl von der Hand bzw. vernebeln Sie es im Ultraschalldiffusor.

Kleine Übung für den Alltag

Die Leber ist wie eine große Fabrik – viele Stoffwechsel- und Hormonvorgänge laufen über sie. Das Organ hilft, die fettlöslichen Giftstoffe wieder auszuscheiden, und ist in unserer zivilisierten Welt mit unserem Lebens- und Ernährungsstil stark gefordert. Auch emotional belastet die Leber einiges – der Volksmund nennt »die Laus, die einem über die Leber läuft«, wenn man sich sehr ärgert. Es tut daher gut, wenn wir Anwendungen machen, die die Leber entlasten.

Tragen Sie 1 Tropfen Galbanum direkt auf den Bereich der Leber (unterhalb des rechten Rippenbogens) auf. Sehr unterstützend ist es immer, den Duft eines essenziellen Öles noch von der Hand zu inhalieren. Halten Sie die Hände vor die Nase, und atmen Sie den Duft tief ein. Spüren Sie in den Bereich unter dem rechten Rippenbogen nach, wie sich diese Gegend nach der Anwendung anfühlt. Wenn Sie zusätzlich eine warme Kompresse (Tuch unter warmes Wasser halten und auflegen, trockenes Tuch darüber) benutzen und sich hinlegen, kann sich die entspannende Wirkung noch verstärken.

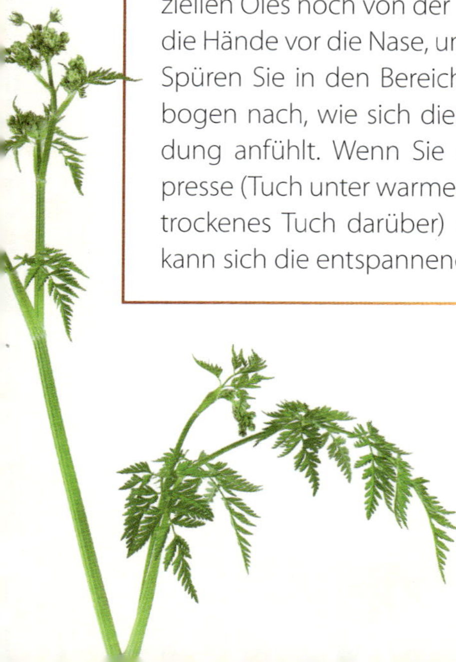

ESTHER 2,12:

»Wenn aber die bestimmte Zeit für eine jede Jungfrau kam, dass sie zum König Ahasveros kommen sollte, nachdem sie zwölf Monate nach der Vorschrift für die Frauen gepflegt worden war – denn ihre Pflege brauchte so viel Zeit, nämlich sechs Monate mit Balsam und Myrrhe und sechs Monate mit kostbarer Spezerei und was sonst zur weiblichen Pflege gehört (...)«

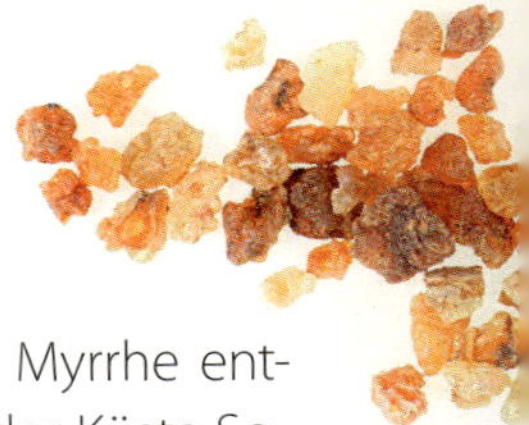

MYRRHE
(Commiphora myrrha)

Myrrhe in der Geschichte

Man findet die knorrigen, dornigen Büsche der Myrrhe entlang des Roten Meers, im Iran, in Libyen und an der Küste Somalias. Myrrhe wird in vielen alten Schriften erwähnt. Die ältesten Aufzeichnungen sind im altägyptischen »Papyrus Ebers« zu finden, der 877 Rezepte und Anwendungen enthält. In der Bibel gehört Myrrhe neben Weihrauch und Zeder zu den meistgenannten Pflanzen. Das Myrrheöl gehört zu den Ölen, die aus dem Harz einer Pflanze gewonnen werden und in der Menschheitsgeschichte schon lange Verwendung finden. Man vermutet, dass dies schon seit ca. 4000 Jahren der Fall ist.

In der Bibel gibt es in Genesis 37,25 eine Geschichte über Josef, der von seinen eifersüchtigen Brüdern als Sklave an eine Karawane verkauft wird. Diese Karawane hatte Myrrhe und

Balsam dabei. Nach vielen Jahren gelang es Josef, sich aus der Sklaverei zu befreien, und er stieg nach und nach zum ägyptischen Regenten auf. Als die Brüder nach vielen Jahren zum König kamen, um Lebensmittel zu erwerben, erkannten sie den Bruder nicht und schenkten ihm Balsam und Myrrhe (Genesis 43, 11) – die gleichen Öle, die Josef auch in die Gefangenschaft gebracht hatten.

Im Altertum war Myrrhe ein wohlbekanntes Mittel. In Ägypten wurde sie für Räucherungen und heilige Zeremonien genutzt. Das Verbrennen des Harzes war Teil des Sonnenkultes in der ägyptischen Tradition. Es gab auch ein Riechwasser namens »Kyphi«, bestehend aus 16 verschiedenen Essenzen, in dem Myrrhe enthalten war. Zudem war sie ein Bestandteil heilender Salben. Der vielseitige Einsatz von Myrrhe in Ägypten als Heil- und Parfümmittel übersteigt unsere heutige Vorstellung gewaltig.

Neben Weihrauch und Gold beschenkten die drei Weisen aus dem Morgenland Jesus auch mit Myrrhe. Vor der Kreuzigung wurde Jesus auf Golgatha Myrrhe in Wein angeboten, den er allerdings ablehnte. (Markus 15, 23: **»Und sie gaben ihm Myrrhe im Wein zu trinken; aber er nahm's nicht.«**) Vor Gottesdiensten nahmen die Hebräer mazerierten Wein mit Myrrhe zu sich, um sich geistig zu erheben. Bei den Todgeweihten sollte das Gemisch die Angst vor dem Sterben nehmen.

Zudem war Myrrhe eines der Öle, die zum Einbalsamieren genutzt wurden. Nikodemus bestellte 100 Pfund Myrrhe und

Aloe (Sandelholz), um den Leichnam von Jesus zu behandeln. Das war bei den Juden dieser Zeit üblich. So war Myrrhe nicht nur ein Geschenk zur Geburt des Jesuskindes, sondern es begleitete Jesus auch noch nach seinem Tod. In der biblischen Tradition gehörte Myrrhe neben Zeder und Sandelholz zu den wichtigsten Zutaten für Salbungsöle.

Die Bibel erwähnt im Buch Esther 2,12, wie Jungfrauen, die für den König Ahasveros vorbereitet wurden, 12 Monate lang speziell gepflegt wurden – sechs Monate lang mit Balsam und Myrrhe und sechs Monate lang mit kostbaren Spezereien (Gewürzen wie Sandelholz und Cassia – siehe Zitat am Anfang des Kapitels). Der König wählte Esther, die dadurch ihr Volk rettete.

Außerdem ist Myrrhe genannt in Sprüche 7,17: **»Ich habe mein Lager mit Myrrhe besprengt, mit Aloe (Sandelholz) und Zimt.«**

Auch Hildegard von Bingen (1098–1179), die bekannte Benediktinernonne und Kräuterkundige, hat Myrrhe in ihrem Sammelwerk der Medizin aufgelistet. Sowohl im Koran, im Alten und Neuen Testament als auch in griechischen und römischen Aufzeichnungen wurde Myrrhe erwähnt. Plinius der Ältere, Herodot (ca. 484–425 v.Chr.) und Theophrast von Eresos (ca. 371–287 v.Chr.) stuften es als Heilmittel ein und nannten es in zahlrei-

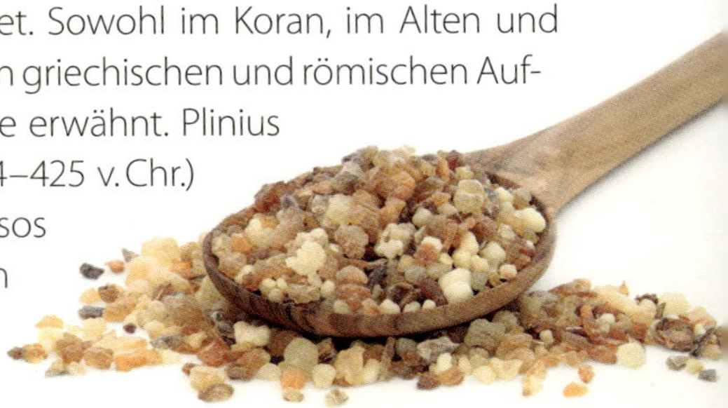

chen Salbenrezepturen. In Frankreich wurden Elixiere zur äußerlichen Anwendung entwickelt, die alle im Wesentlichen Myrrhe beinhalteten. Diese Elixiere kamen bei Schnittwunden und Verbrennungen zum Einsatz, aber auch, um den Auswurf zu fördern. Johann Friedrich Cartheuser (1704–1777) beschrieb Myrrhe in seinem 1765 erschienen Werk »Matière Médicale« als gutes Mittel gegen Hautgeschwüre und andere Hautleiden.

Zusammen mit Salbei festigt Myrrhe z.B. das Zahnfleisch. Im Ayurveda wurde sie für die Zahnhygiene und Zahngesundheit angewendet und gehört zu den wichtigsten Pflanzen.

Auch in der Frauenheilkunde wurde Myrrhe verwendet: Vor der Geburt wurde das Perineum mit Myrrheöl bestrichen. Dies diente zum einen der Desinfektion, half zum anderen auch, die Dehnung des Gewebes zu erleichtern. Bei Neugeborenen wurde Myrrheöl auf die Nabelschnur aufgetragen. Dadurch löste sich die Nabelschnur ohne Infektion oder Verfärbung nach vier Tagen. Ohne das Öl geschah dies erst nach 7–10 Tagen.

Einige konventionelle Hersteller geben bei der Destillation des Myrrheöls noch Ammoniak hinzu, um den Ertrag zu steigern. Dadurch wird das gewonnene Öl aber therapeutisch wertlos.

Das Öl bringt das Körperwasser in Bewegung und kann aus diesem Grund auch die Gewichtsabnahme unterstützen. Außerdem eignet es sich hervorragend für die energetische Reinigung von Menschen, die mit kranken und alten Personen arbeiten und sich energetisch das Leid der anderen aufladen. In diesem Fall hilft Myrrhe, bei sich zu bleiben und das eigene Feld zu stärken.

Botanische Familie: Burseraceae (Balsambaumgewächse)
Extraktionsmethode: Dampfdestillat vom Harz
ORAC: 379 800 µmol TE/100 g
Hauptbestandteile: Lindestrene, Curzerene, Furanoendesma-1,3-diene, Methoxyfuronogermacrene, Beta- und Gamma-Elemene

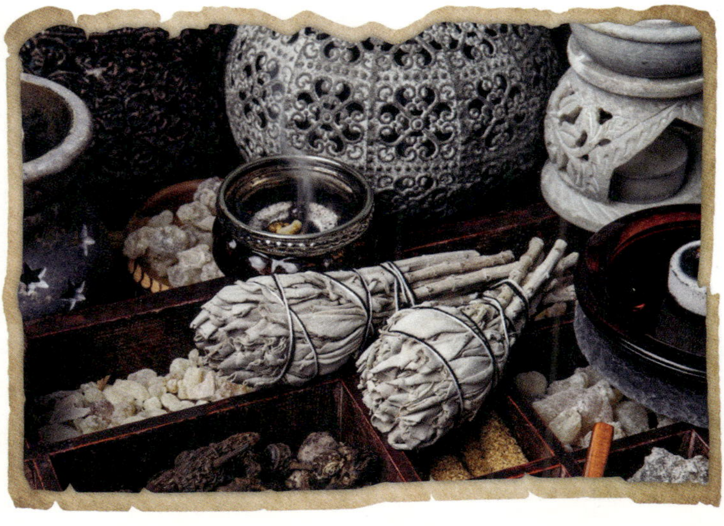

MYRRHEÖL wurde in der Volksmedizin für folgende Eigenschaften geschätzt

sehr stark antioxidativ, entzündungshemmend, antiviral, anitparasitär, antifungal, anästhetisch, hilfreich bei Zahn- und Zahnfleischinfektionen sowie bei rissiger, schrundiger Haut, Falten und Dehnungsstreifen

Myrrheöl gehört zu den Ölen, die reich an Sesquiterpenen sind. Bei der Anwendung mit Myrrheöl balancieren sich viele Vitalhormone einschließlich der Schilddrüsen- und der Wachstumshormone aus. In der Parfümindustrie wird Myrrheöl auch als Fixieröl verwendet.

Myrrheöl baut eine Art schützenden Kokon um uns herum auf und lässt nur uns dienliche Energien passieren. Negative Energien prallen von uns ab, wenn wir Myrrheöl verwenden. Sein Duft wirkt stärkend und stabilisierend und ist hilfreich bei Unruhe und Angstgefühlen. Hierfür können Sie z. B. ein Raumspray mit Myrrheöl herstellen, das ein schützendes Umfeld erschafft und die Negativität fernhält. Auch als Vollbad, emulgiert in Sahne, Honig oder Basensalz, ist es sehr angenehm.

Das Myrrheöl unterstützt uns dabei, inneren Frieden zu empfinden, und öffnet das Tor zur Geistigen Welt. Aus spiritueller Sicht erhöht es die Aufmerksamkeit und wirkt aufrichtend. Mithilfe des Myrrheöls fällt es uns leichter, uns aus den Konditionierungen des Massenbewusstseins zu lösen und das eigene Sein zu leben. Das Öl kann gut auf

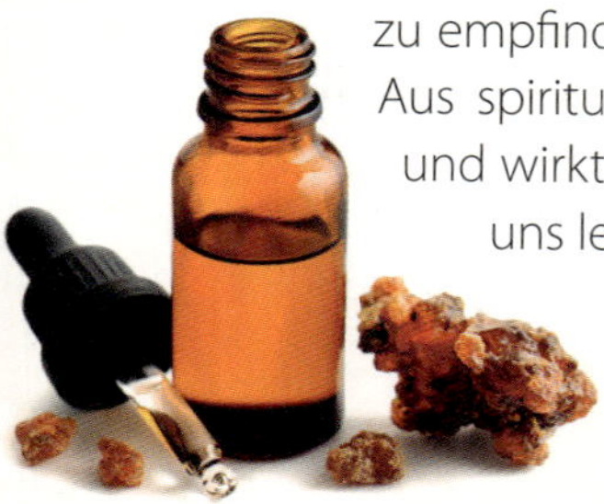

das Wurzelchakra aufgetragen werden. Auch wenn wir eine emotionale oder spirituelle Stagnation fühlen, kann es nützlich sein, um wieder in den Fluss zu kommen. Außerdem ist es neben Weihrauch ein sehr gutes Öl zum Schutz vor Elektrosmog.

Anwendungsmöglichkeiten

Tragen Sie entweder 1–2 Tropfen direkt auf den gewünschten Bereich auf, oder geben Sie es auf die Chakras oder Fußreflexzonen. Sie können es auch von der Hand aus inhalieren oder im Ultraschallvernebler diffundieren.

Achtung: Verwenden Sie Myrrheöl nicht in der Schwangerschaft, da es die Gebärmutter anregt. Sie können dies lediglich während des Geburtsprozesses tun.

Kleine Übung für den Alltag

Verteilen Sie 1 Tropfen Myrrheöl im Nacken, wenn Sie das Gefühl haben, alles kontrollieren zu wollen. Inhalieren Sie den Duft bewusst von der Hand, und lassen Sie das Gefühl von Vertrauen durch sich hindurchziehen. Fühlen Sie, wie sich dicke Wurzeln aus Ihren Fußsohlen tief im Inneren der Erde verankern und wie Ihr Kopf von einer Silberschnur nach oben gezogen und aufgerichtet wird. In diesem Zustand sind Sie gut geerdet, aber auch nach oben angebunden. Jetzt können Sie gestärkter Entscheidungen treffen.

NEHEMIA 8,15:

»(...) und dass sie es laut ausrufen und kundtun sollten in allen ihren Städten und in Jerusalem und sagen: Geht hinaus auf die Berge und holt Ölzweige, Balsamzweige, Myrtenzweige, Palmenzweige und Zweige von Laubbäumen, dass man Laubhütten mache, wie es geschrieben steht. «

JESAJA 55,13:

»Es sollen Zypressen statt Dornen wachsen und Myrten statt Nesseln. Und dem Herrn soll es zum Ruhm geschehen und zum ewigen Zeichen, das nicht vergehen wird.«

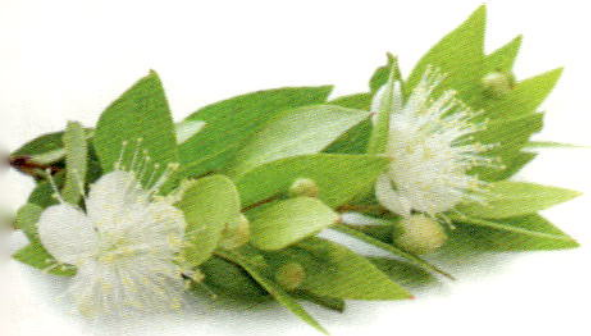

MYRTE
(Myrtus Communis)

Myrte in der Geschichte

Im alten Ägypten legte man Myrtenblätter in Wein ein (mazerieren) und setzte den Trunk bei Fieber und Infektionen ein. Dioskurides verschrieb diesen Trunk auch als magenstärkendes Tonikum bei Lungen- und Blaseninfektionen. In der griechischen Mythologie war die Myrte die Lieblingspflanze der Göttin Aphrodite. Denn als sie nackt dem Meerschaum entsprungen war, suchte sie auf der Insel Kythera Schutz hinter einem Myrtenbusch, um sich vor den lüsternen Blicken der Satyrn (Dämonen bzw. Mischgestalten) zu verstecken. Als Dank gewährte sie der Pflanze ihren Schutz.

Die Myrte steht generell für die göttliche weibliche Energie. Bei den Sumerern (eine frühe Hochkultur, die ca. 3000 v. Chr. in Mesopotamien existierte) stand der Myrtenbaum für die göttliche Mutter des Himmels. Myrte wird überwiegend als Frauenpflanze bezeichnet. In Südfrankreich war es üblich, dass Frauen täglich einen Blätteraufguss aus Myrte zu sich nahmen, um sich ihre Jugendlichkeit zu erhalten. Im 16. Jahrhundert wurde in Frankreich ein spezielles Duftwasser, »Eau d'anges«, hergestellt, das die Blätter der Myrte beinhaltete. Dieses machte sich die tonisierende und adstringierende (zusammenziehende, die Hautoberfläche verdichtende) Wirkung der Myrte zunutze. Wenn in Südfrankreich eine Frau einen Myrtenbaum vor ein Haus pflanzte, sollte das die Bewohner vor dem »bösen Blick« schützen.

Zu biblischen Zeiten haben sich jüdische Frauen zur Hochzeit der Tradition entsprechend mit einem Myrtenkranz geschmückt. Er sollte Glück bringen und galt als Symbol für die Liebe in der Ehe. Auch heute noch wird Myrte in Kombination mit Orangenblüte in den jüdischen Brautschmuck eingearbeitet.

Dr. Daniel Penoel arbeitet seit 1977 im Bereich der Aromatherapie und untersuchte die Wirkung von Myrte auf den Hormonhaushalt. Er konnte nachweisen, dass die Myrte sowohl die Schilddrüse als auch die Keimdrüsen harmonisieren kann. Außerdem besitzt Myrte eine beruhigende Wirkung auf das Atemsystem.

Botanische Familie: Myrtaceae (Myrtengewächse)
Extraktionsmethode: Dampfdestillat von den Blättern
ORAC: 25 400 µmol TE/100 g
Hauptbestandteile: Alpha-Pinene, Cineole, Limonene, Linalool

MYRTENÖL wurde in der Volksmedizin für folgende Eigenschaften geschätzt

Harmonisierung des Hormonsystems (speziell der Schilddrüse und Eierstöcke), Unterstützung der Lymphe und der Lunge, bei Nebenhöhleninfektionen, Rachenproblemen, Prostatabeschwerden, Hautbeschwerden (wie Akne), Auswurfförderung

Leber und Hormonsystem haben eine enge Verbindung. So fördert Myrte die Entstauung der Leber und hilft im emotionalen Bereich, Gefühle von Zorn und Wut loszulassen. Myrtenöl ruft Euphorie hervor und ist stimmungsaufhellend. Das Öl wirkt ausgleichend auf das Nervensystem und hat reinigende und stärkende Eigenschaften. Bei Überlastung, Unausgeglichenheit, Verspannungen und Angst kann Myrtenöl hilfreich sein.

Im spirituellen Bereich unterstützt es uns, das Ego zu überwinden und in das Gefühl des All-eins-Seins einzutauchen. Es balanciert die männlichen und weiblichen Qualitäten in uns gleichermaßen aus und fördert unsere Fähigkeit, Konflikte zu überwinden und wieder zur inneren Harmonie zu finden.

Anwendungsmöglichkeiten

Mischen Sie zur Hautreinigung 50 ml Rosenwasser mit 5 Tropfen Myrte, und verwenden Sie dies bei fettiger Haut zur Reinigung. Vermengen Sie z. B. bei schwerer Akne 7 Tropfen Myrte mit 2 TL Traubenkernöl, und tragen Sie es mehrmals am Tag auf die betroffenen Stellen auf.

Vermischen Sie das Myrtenöl 1 : 1 mit einem neutralen Trägeröl, und wenden Sie es z. B. auf den Chakras oder den Fußreflexzonen an. Inhalieren Sie es von der Hand, oder diffundieren Sie es im Ultraschallvernebler.

Kleine Übung für den Alltag

In Zeiten großer Herausforderung, wenn Sie sich gestresst und überfordert fühlen, können Sie Folgendes tun: Nehmen Sie 1 Tropfen Myrtenöl in die Hand, energetisieren Sie es, und geben Sie es anschließend auf das Halschakra und auf den Rücken in Höhe des Sakralchakras. Spüren Sie, wie Entspannung in Ihrem Körper einzieht. Das Auftragen auf die Chakras hat eine starke Wirkung auf das Hormonsystem. Wo laut der indischen Tradition die Energieräder/Chakras sind, befinden sich körperlich die Drüsen.

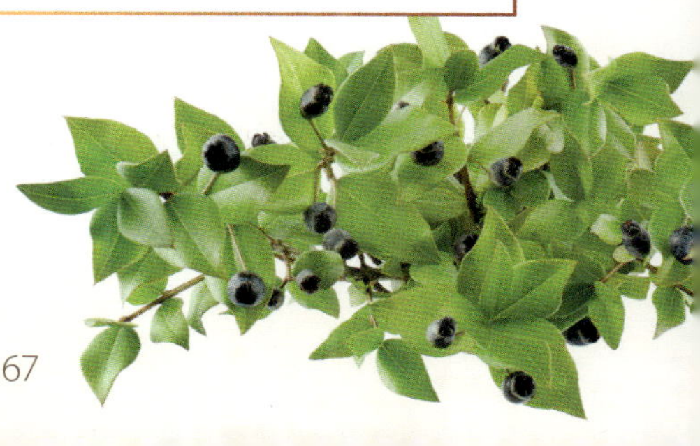

MARKUS 14,3–8:

»Und als er (Jesus) in Betanien war im Hause Simons des Aussätzigen und saß zu Tisch, da kam eine Frau, die hatte ein Alabastergefäß mit unverfälschtem, kostbarem Nardenöl, und sie zerbrach das Gefäß und goss das Öl auf sein Haupt. Da wurden einige unwillig und sprachen untereinander: Was soll diese Vergeudung des Salböls? Man hätte dieses Öl für mehr als dreihundert Silbergroschen verkaufen können und das Geld den Armen geben. Und sie fuhren sie an. Jesus aber sprach: Lasst sie! Was bekümmert ihr sie? Sie hat ein gutes Werk an mir getan. Denn ihr habt allezeit Arme bei euch, und wenn ihr wollt, könnt ihr ihnen Gutes tun; mich aber habt ihr nicht allezeit. Sie hat getan, was sie konnte; sie hat meinen Leib im Voraus gesalbt zu meinem Begräbnis.«

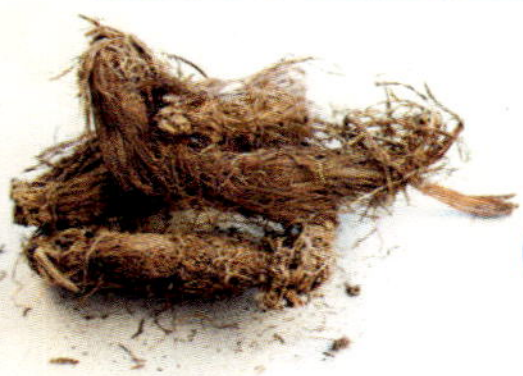

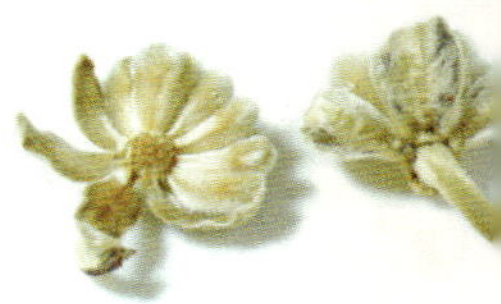

NARDE
(Nardostachys jatamansi)[5]

Narde in der Geschichte

Die Narde gehört zur Gattung der Baldriangewächse und hat eine beruhigende und entspannende Wirkung. Das ätherische Öl besteht zu 93 % aus Sesquiterpenen. Narde ist eine

5 *Öle aus Narde und Galbanum dürfen mittlerweile nicht mehr weltweit gehandelt werden, da die Pflanzen unter Naturschutz stehen. Zurzeit sind sie also nicht erhältlich.*

Nutz- und Heilpflanze und wurde schon in der Antike aus dem Himalaya, wo sie in Höhenlagen von bis zu 5500 Meter zu finden ist, in den Mittelmeerraum exportiert. Dort wurden dann aus dem Rhizom, dem Wurzelstock der Pflanze, kostbare Salben und Öle hergestellt. Im Ayurveda wird Narde neben der günstigen Auswirkung auf das Nervensystem auch eine bewusstseinsfördernde Wirkung zugeschrieben. Ovid (43 v. Chr. – 17 n. Chr.) berichtete von Männern, die ihr Haupthaar mit Nardenöl salbten.

Auch bei der Narde handelt es sich um einen kostbaren Rohstoff. Durch unkontrollierte Wildsammlungen ist sie vom Aussterben bedroht. Aus Nepal darf sie aus diesem Grund nicht mehr exportiert werden. Um die Ressourcen zu schonen, ist es ratsam, sehr sparsam mit dem Nardenöl umzugehen und dem Inhalieren aus dem Fläschchen den Vorzug zu geben.

In der Antike war Narde ein Öl, das den Königen, Priestern und Eingeweihten vorbehalten war. Es war eines der kostbarsten Öle und wurde in Alabastergefäßen aufbewahrt. Narde wurde von den Hebräern und den Römern als Öl zur letzten Salbung verwendet. Zu der am Anfang des Kapitels beschriebenen Bibelstelle, in der die Frau den Flakon brach, um mit dem Öl das Haupt von Jesus zu salben, und dadurch den Unmut der Jünger auf sich zog, gibt es unterschiedliche Auslegungen:

- Sie wollte ihn auf die Todesstunde am Kreuz vorbereiten.
- Sie wollte ihn dabei unterstützen, die Ungerechtigkeit, die ihm widerfahren sollte, besser vergeben zu können.
- Oder aber sie wollte ihm die Angst vor dem Tod nehmen.

Diese Absichten stimmen mit den Wirkungen des Nardenöls überein – es unterstützt uns dabei, Frieden zu schließen und uns auszusöhnen. Es ist ein gutes Vergebungsöl.

Es ist aber auch ein Öl, das uns darauf vorbereiten kann, in der Stunde des Todes unseren Körper zu verlassen und wieder in die feinstoffliche Welt zurückzugehen. Die Narde hilft uns, voller Vertrauen und in emotionaler Ruhe die Ängste loszulassen und den Übergang zu bewältigen.

In den Evangelien nach Matthäus, Johannes, Lukas und Markus ist die Szene von Jesu Salbung jeweils etwas anders dargestellt. Mal werden die Füße gesalbt, mal das Haupt, und auch die Person, die die Salbung durchführt, ist nicht eindeutig zu identifizieren. Von wem auch immer die Salbung ausgeführt wurde – sie war eine Geste höchster Wertschätzung. Der materielle Wert des Öls entsprach ungefähr dem Jahreslohn eines Arbeiters.

Botanische Familie: Valerianaceae (Baldriangewächse)
Extraktionsmethode: Dampfdestillat der Wurzeln
ORAC: 54 800 µmol TE/100 g
Hauptbestandteile: Calarene, Beta-Ionene, Beta-Maaliene, Aristoladiene

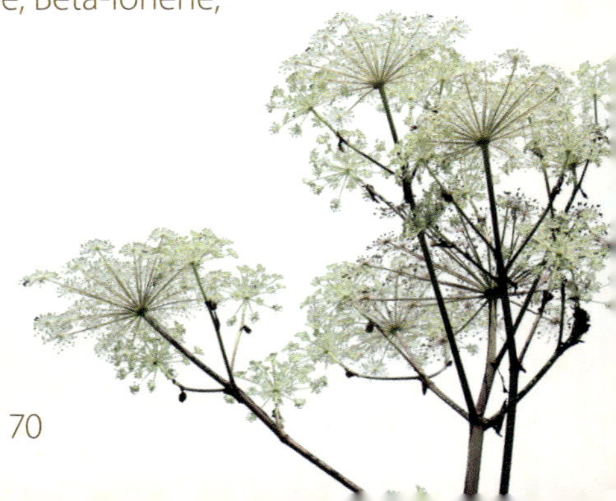

NARDENÖL wurde in der Volksmedizin für folgende Eigenschaften geschätzt

antibakteriell, antifungal, abführend, herzstärkend, krampflösend, magentonisierend; das Öl fördert die Gelassenheit, löst emotionalen Stress und Blockaden, stabilisiert die Nerven, fördert die Ausschüttung männlicher Hormone

In Ägypten haben die Isispriesterinnen mit Nardenöl gearbeitet, da es die Hingabe an das Göttliche unterstützt. In der Zeit des physischen Übergangs soll es extrem beruhigend wirken und der Seele den Austritt aus dem Körper erleichtern. Nardenöl wirkt sehr stark im Bereich des Kronenchakras.

Will man in der Welt etwas bewirken, braucht man gelegentlich einen Schutzschild um sich herum, der Negativität und fremde Meinungen, die einem die eigene Vision ausreden und einen vom Weg abbringen wollen, fernhält. Diese Funktion kann die Narde übernehmen – sie schützt vor negativen Schwingungen. Es fällt uns dann auch leichter, Kritik nicht persönlich zu nehmen. Narde unterstützt uns, mit Mut und Tatkraft zielgerichtet voranzuschreiten.

Anwendungsmöglichkeiten

In Anbetracht der gefährdeten Bestände ist es ratsam, direkt aus dem Fläschchen zu inhalieren. Ansonsten kann man das Nardenöl mit einem neutralen Trägeröl verdünnt auf die Chakras oder Fußreflexzonenpunkte auftragen oder von der Hand einatmen.

Zu ganz besonderen Anlässen kann eine Nardensalbung als Partneranwendung entspannend sein: Erwärmen Sie etwas Olivenöl, und fügen Sie ein paar Tropfen Nardenöl hinzu. Gießen Sie Ihrem Partner bzw. Ihrer Partnerin das warme Olivenöl über den Kopf. Spüren Sie, wie sich das warme Öl um Kopfhaut und Haare legt und tief einwirkt. Viele empfinden diese Anwendung als ganz kostbar und tief berührend. Wichtig ist, den Kopf danach vor Zugluft und kalter Luft zu schützen.

Kleine Übung für den Alltag

Gibt es Situationen oder Menschen, denen Sie vergeben möchten, weil sie Sie stark verletzt haben?
Nehmen Sie das Fläschchen Nardenöl, und inhalieren Sie den Duft der erdigen, würzigen Narde. Holen Sie sich die Situation oder die Person, mit der Sie im Unfrieden sind, vor Ihr geistiges Auge. Führen Sie einen inneren Dialog, versetzen Sie sich vielleicht auch in die andere Person hinein, und versuchen Sie, die Begebenheit durch deren Augen zu betrachten. Lassen Sie ein Gefühl von innerem Frieden, Vergebung und Harmonie in diese Situation fließen. Senden Sie der Person oder dem Ereignis und Ihnen selbst Liebe und Vergebung, und spüren Sie, wie sich ein angenehmes Gefühl von Wärme und Frieden in Ihrem Körper ausbreitet.

SIRACH 24,15:

»Ich strömte einen lieblichen Geruch aus wie Zimt und köstliche Kräuter und duftete wie die beste Myrrhe, wie Galbanum und Onyx und Harz und wie der Weihrauch im Tempel.«

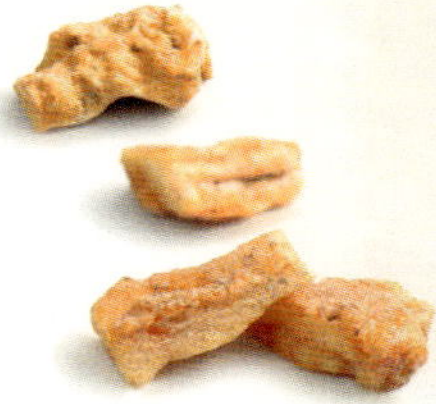

ONYCHA, JAVA-WEIHRAUCH,
besser bekannt als Styrax benzoin oder Benzoe

Onycha in der Geschichte

Onycha, das Gummiharz eines Baumes, der in Java, Sumatra, Malaysia, Laos und Vietnam wächst, ist besser bekannt unter dem Namen Benzoe. Es wurde auch »Luban Djywi«, Weihrauch von Java, genannt. Über Handelsbeziehungen gelangte es über Arabien nach Spanien und auch nach Italien. Im Zuge dessen änderte sich die Aussprache und wurde von »banjawi« über »beijoim«, »belzuri« schließlich zu »benzoe«. Je nach Bibelübersetzung ist in der Heiligen Schrift von Onyx oder Onycha die Rede. Bei Onyx käme auch eine im Roten Meer lebende Purpurschnecke infrage. Geht man aber nach dem Reinheitsgebot der Thora, kann Onycha nur pflanzlichen Ursprungs sein, da Meerestiere ohne Flossen und Schuppen als unrein galten und daher auch nicht bei hohen rituellen Handlungen eingesetzt wurden.

Im Jahre 1461 schenkte Sultan Melech Elmazda dem Dogen von Venedig 30 Rotoli Onycha (100 Rotoli entsprechen ca. 80 kg) zusammen mit zwei kostbaren Perserteppichen. Der Königin von Zypern machte er 15 Jahre später auch ein großzügiges Geschenk mit 15 Rotoli Onycha.

Onycha wurde in alten Zeiten für sämtliche Hautbeschwerden genutzt, aber auch, um den Teint zu verbessern. In Großbritannien wurde Benzoe seit dem 16. Jahrhundert benutzt. Da die Briten es so sehr schätzten, eröffneten sie 1623 eine Fabrik im damaligen Siam, in der sie das kostbare Harz selbst gewannen. Nostradamus (1503–1566), der berühmte Seher aus Frankreich, veröffentlichte ab 1555 seine Prophezeiungen. Darin führte er auch Onycha als krampflösendes Mittel und als Hauttonikum an. In Frankreich wurde es als Lungenbalsam benutzt, und das Harz wurde in der Gegenwart von Kranken verräuchert. Außerdem stellte man kleine Pastillen, die »Pastilles du serail«, als Lutschbonbons gegen Erkältung und Grippe her.

Auf körperlicher Ebene wirkt Onychaöl ausgleichend – sowohl auf das Nervensystem als auch auf das Hormonsystem. Benzoesäure ist in der Lebensmittelindustrie ein Konservierungsstoff und wird außerdem im Geigenbau als Lack verwendet. Onycha zählt ebenfalls zu den Fixierölen in der Parfümherstellung. Es enthält Vanillin, das für einen lieblichen Duft sorgt. Kein anderes ätherisches Öl, mit Ausnahme von Vanilleöl, enthält Vanillin.

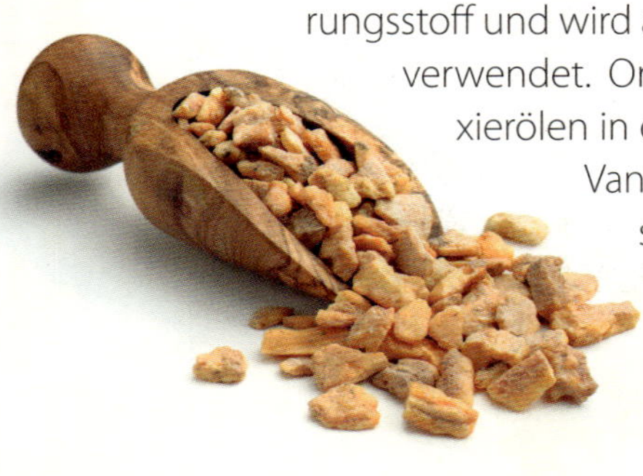

Auf spiritueller Ebene ist Benzoe ein gutes Schutzöl. Es wirkt öffnend auf die Ebenen von Herz- und Kronenchakra.

Botanische Familie: Styracaceae (Storaxbaumgewächse)
Extraktionsmethode: Dampfdestillat vom Harz
Hauptbestandteile: Zimtsäure, Coniferylbenzoate, Benzoesäure, Phenylethylene, Phenylpropylalkohole, Vanillin

Achtung: Benzoe kann Allergien verursachen!

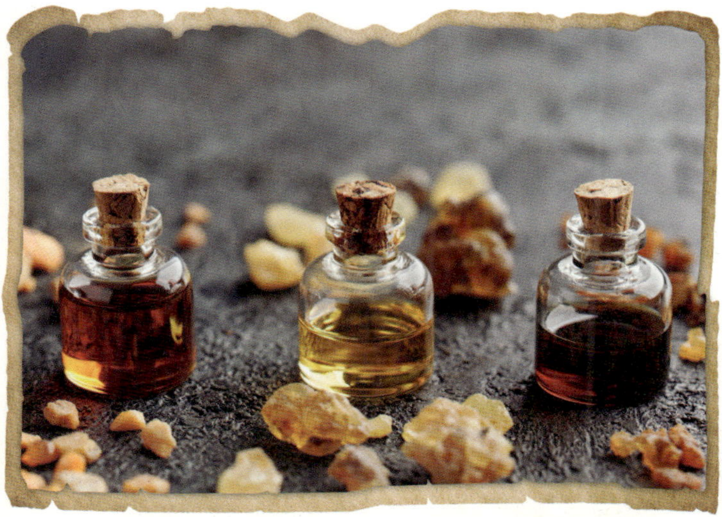

ONYCHA wurde in der Volksmedizin für folgende Eigenschaften geschätzt

antiseptisch, entzündungshemmend, hautpflegend, antispasmotisch, wundheilend, stimmungsaufhellend, entspannend, aphrodisierend, sinnlich, euphorisierend, fördert die mentale Auffassungsgabe

Onycha verleiht ein Gefühl von Geborgenheit und Schutz, was besonders in Zeiten von Reizbarkeit und Verzweiflung geschätzt wird. Außerdem kann Onycha dabei helfen, Trauer zu überwinden.

Anwendungsmöglichkeiten

Tragen Sie 1–2 Tropfen direkt auf die gewünschte Region, die Chakras oder Reflexzonenpunkte auf. Zudem kann Onychaöl von der Hand inhaliert oder im Ultraschalldiffusor vernebelt werden.

Kleine Übung für den Alltag

Wenn Ihnen mal wieder alles zu viel ist und Sie sich überfordert fühlen, probieren Sie folgende Anwendung aus: Tragen Sie 1 Tropfen Onycha mit etwas Trägeröl auf die Reflexzonen der Ohren auf, und kneten Sie es ein (Achten Sie unbedingt darauf, dass das ätherische Öl nicht in die Ohren eindringt!). Inhalieren Sie den Duft anschließend von der Hand. Halten Sie inne, und spüren Sie, wie sich ein Gefühl von Wärme, Ruhe und Geborgenheit in Ihnen ausbreitet.

JOHANNES 19,39–40:

»Es kam aber auch Nikodemus, der vormals in der Nacht zu Jesus gekommen war, und brachte Myrrhe gemischt mit Aloe (Sandelholz), etwa hundert Pfund. Da nahmen sie den Leichnam Jesu und banden ihn in Leinentücher mit Spezereien, wie die Juden zu begraben pflegen.«

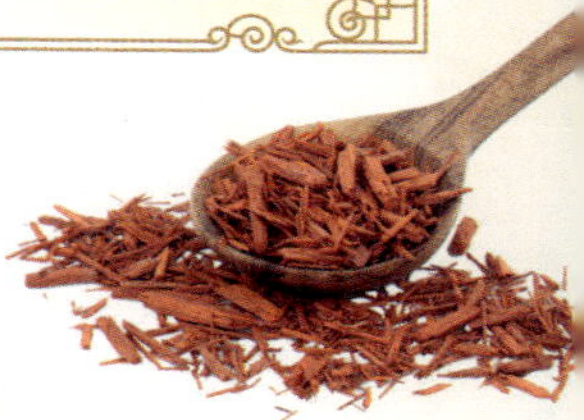

SANDELHOLZ
(Santalum album)

Sandelholz in der Geschichte

In biblischen Zeiten wurde Sandelholz »Aloe« genannt, ist aber nicht zu verwechseln mit Aloe vera! Zusammen mit Zeder und Myrrhe war es Bestandteil der Salbungsöle.

Die Anwendung von Sandelholzöl hat sowohl im Ayurveda als auch in der chinesischen und der ägyptischen Kultur eine lange Tradition. Sandelholzöl wurde für religiöse Rituale gebraucht, z. B. zum Einbalsamieren von Verstorbenen. Aus dem Holz wurden Abbildungen von Gottheiten und ganze Tempel hergestellt. In der indischen Tradition des Ayurveda wurde es sehr vielseitig eingesetzt, sei es aufgrund seiner fiebersenkenden Wirkung, seiner generell tonisierenden Wirkung oder als Mittel bei Hautentzündungen, Abszessen und Tumoren. Für diesen Verwendungszweck wurde es zu einer Paste verarbeitet. Außerdem wirkt es laut dem indischen Arzneibuch schweißtreibend und schleimlösend.

Nach der Kreuzigung Jesu haben Nikodemus und Josef von Arimathia 100 Pfund Sandelholz und Myrrhe für die Balsamierung des Leichnams gestiftet (siehe Bibelzitat am Anfang des Kapitels). Dies entspricht heute einem Gegenwert von 100 000 bis 140 000 Euro. Diese Spende war also auch damals eine sehr kostspielige Geste, die die Verehrung gegenüber dem Meister zeigen sollte.

In der westlichen Heilkunde wurde Sandelholz im 19. Jahrhundert gegen chronische Bronchitis und alle urologischen Beschwerden eingesetzt. Es ist auch in alten Aufzeichnungen wie z. B. Dioscorides »De Materia Medica«, einem medizinischen Handbuch, genannt. Dieses Werk wurde in der westlichen Welt ca. 1700 Jahre lang als Standardwerk für die Verwendung von Pflanzen herangezogen.

In Indien wird Sandelholz schon seit alten Zeiten genutzt, um besser in Meditation und Gebet einzutauchen. Bis heute wird den Mönchen in Indien Sandelholzpaste auf die Stirn aufgetragen, da sie während der Meditation auch kühlend auf das Gehirn wirkt. Sandelholz beruhigt den Geist, wenn es schwierig ist, die Alltagsgedanken während der Meditation »abzustellen«, und unterstützt die Fähigkeit zur Versenkung in sich selbst und dazu, sich gleichzeitig mental auszudehnen bzw. zu erweitern. Sandelholz verbindet die Kundalini-Energie vom Wurzelchakra mit dem Kronenchakra, d. h., man ist gut geerdet und gleichzeitig nach »oben« verbunden. Eine wichtige Voraussetzung für die Meditation. Durch die Anwendung von Sandelholzöl kann sich die Wahrnehmung von feinstofflichen Energien mit der Zeit verfeinern.

Das echte Sandelholz stammt von einem halbparasitären, immergrünen Baum, der in Südasien heimisch ist. Der junge Sandelholzbaum ernährt sich sieben Jahre lang von der Wirtspflanze. Es dauert ca. 50 Jahre, bis der Baum eine Höhe von 12–15 Metern erreicht hat und geerntet werden kann. In diesem Alter hat der Baum seinen höchsten Anteil an Öl mit einem Ertrag von etwa 200 kg. Es ist extrem langwierig, Sandelholzöl zu gewinnen, wenn man bedenkt, dass das richtige Erntealter erreicht sein muss und das Öl nach der Destillation noch ca. sechs Monate lang nachreift, um seinen vollen Duft zu entfalten. Und je älter Sandelholzöl wird, desto besser wird der Geruch. Das erklärt die Kostbarkeit dieses Öls. Achtung! Es gibt auch mit Rizinus-, Palm- oder Leinsamenöl verschnittene Öle. Der Laie kann hier schnell über den Tisch gezogen werden.

In Indien gibt es eine Besonderheit: Rosen werden zusammen mit Sandelholz destilliert, wodurch sich beide Öle vereinigen und gemeinsam starke Qualitäten ausbilden (»Rosenattar«).

Aus Umweltschutzgründen, denn auch Sandelholz zählt zu den bedrohten Pflanzen, sollte Sandelholzöl nur sehr zurückhaltend verwendet bzw. auf Öle ausgewichen werden, die ähnliche Einsatzgebiete haben, wie Galbanum oder Weihrauch.

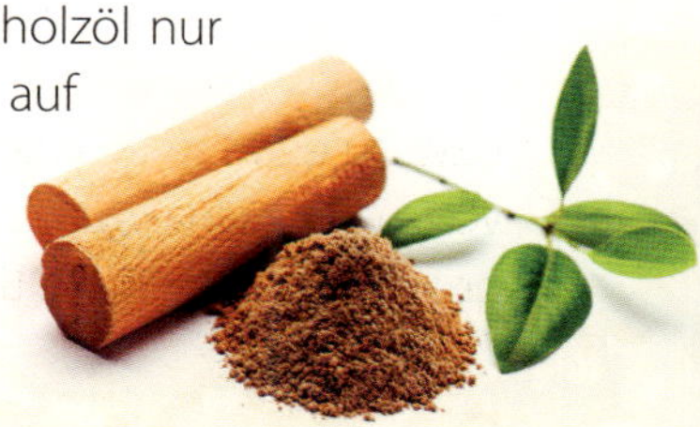

Botanische Familie: Santalaceae (Sandelholzgewächse)
Extraktionsmethode: Dampfdestillat vom Holz
ORAC: 1655 µmol TE/100 g
Hauptbestandteile: Alpha-Santalole, Beta-Santalole

SANDELHOLZ wurde in der Volksmedizin für folgende Eigenschaften geschätzt

schleimlösend, antibakteriell, krampflösend, hilfreich bei Schlafschwierigkeiten, sehr hautpflegend, löscht »falsche« Programmierungen aus dem Zellgedächtnis

Sandelholzöl hat einen hohen Anteil an Sesquiterpenen (ca. 90 %). Diese erhöhen die Sauerstoffaufnahme im Körper, besonders im Gehirn. Dadurch werden Drüsen im Gehirn wie Epiphyse, Hypophyse und Amygdala besser versorgt. Sandelholz kann dadurch das gesamte endokrine System unterstützen. Außerdem enthält es Substanzen, die dem männlichen Hormon Androgen ähneln, aber auch Substanzen, die regulierend auf die Gebärmutter wirken können.

Es wirkt stimmungsaufhellend bzw. euphorisierend und aphrodisierend und unterstützt das Gedächtnis und das Immunsystem. Es ist generell tonisierend (kräftigend, stärkend).

Achtung: Sandelholzöl nicht bei akuter Nierenentzündung verwenden!

Durch Sandelholzöl wird die Amygdala, der Mandelkern, positiv stimuliert. Sie ist ein paariges Gebiet im limbischen System des Gehirns, das tief mit unseren Emotionen verbunden ist. Die Amygdala ist z. B. wesentlich daran beteiligt, Gefahren zu analysieren und Situationen zu bewerten, sodass wir entsprechend reagieren können. Der Mandelkern leitet somit lebenswichtige Abwehr- und Warnreaktionen ein. Sandelholzöl wirkt demnach sensibilisierend auf unser »Warnsystem«, damit wir im Alltag der jeweiligen Situation entsprechend handeln können.

Anwendungsmöglichkeiten

In Anbetracht dessen, dass Sandelholz zu einem knappen Gut geworden ist, sollten Sie das Öl ressourcenschonend direkt aus dem Fläschchen inhalieren.

Kleine Übung für den Alltag

Wenn Sie Schwierigkeiten haben, die Alltagsgedanken abzustellen, oder nur schwer einschlafen können, sollten Sie Folgendes tun: Inhalieren Sie aus dem Fläschchen den Duft vom Sandelholzöl, und lassen Sie die Ruhe durch sich hindurchziehen. Spüren Sie, wie sich Ihre Gedanken beruhigen und Stille in Ihren Verstand einkehrt.

WIE SANDELHOLZ FÜR KOMMENDE GENERATIONEN GEHÜTET WIRD

von Sonja Mosick und Dr. Andreas Schreckenberg

Unsere Wege haben uns im Oktober 2022 nach Hawaii geführt. Was unsere Reise tatsächlich unvergesslich hat werden lassen, war ein besonderer Ausflug: Wir durften das Wiederaufforstungsprojekt »La'au Ala« für das ätherische Öl des Sandelholzbaumes besuchen. Diese Essenz steht seit 3400 Jahren für Schönheit und spirituelle Anbindung.
Auf 2000 Höhenmetern lebt abgeschieden eine Crew, die mehrheitlich einer auf Hawaii angesiedelten Familie angehört, und widmet ihre volle Aufmerksamkeit der Wiederaufforstung des fast ausgerotteten Sandelholzbaumes. Ein Kulturanbau findet dort erst seit 20 Jahren statt.

Von den 19 weltweit bekannten Arten gibt es sechs ausschließlich auf Hawaii. Sie gedeihen und wachsen nur in Partnerschaft mit bestimmten anderen Bäumen, z. B. in Symbiose mit dem Koa-Baum.
Die noch intakten Wälder werden mit größter Achtsamkeit gepflegt. In der Tradition der Hawaiianer darf das Holz erst zur Destillation benutzt werden, wenn ein Baum abgestorben ist. Um den Bestand zu schonen, werden die toten Bäume mit dem Helikopter abtransportiert. Vor dem Absterben bildet die

Pflanze unterirdische Ableger, aus denen bis zu zehn neue Bäume entstehen. In der Zuchtstation werden Setzlinge von Hand aufgezogen und dann zusammen mit ihren Partnerbäumen ausgepflanzt. So wird nach und nach der ökologische Schaden behoben und der Wald wieder in ein gesundendes Ökosystem verwandelt.

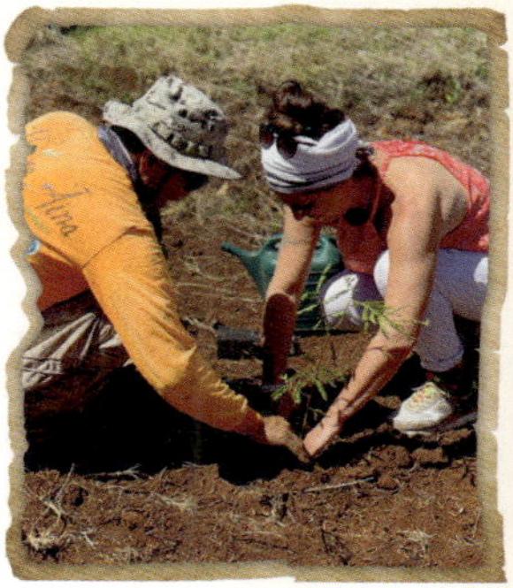

Das Holz wird von der Erde und der Rinde befreit, zerkleinert und destilliert. Aus 270 Kilo Holz entstehen 1,5–2 Liter essenzielles Sandelholzöl. Dessen Wert hat sich in den letzten zehn Jahren bis zu vertausendfacht.

An diesem besonderen Ort zwischen den Wolken widmet diese Familie ihr Leben dem Ziel, den Menschen das kostbare Öl wieder zur Verfügung zu stellen und der Erde ein intaktes Ökosystem zurückzugeben. Es sind Menschen mit einer Vision für eine lichtvolle Zukunft der Menschheit auf einer gesunden Erde!

HOHESLIED 3,6:

»Wer ist die, die heraufsteigt aus der Wüste wie eine Rauchsäule, wie der Duft von Myrrhe, Weihrauch und allerlei Gewürz des Krämers?«

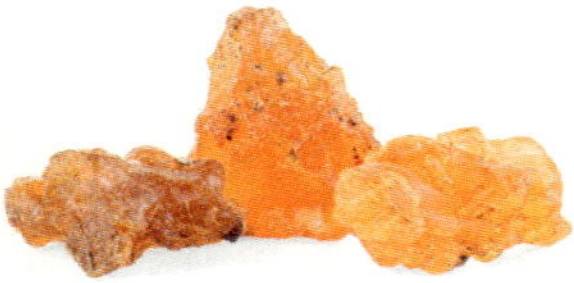

WEIHRAUCH
(Boswellia cateri)

Weihrauch in der Geschichte

Weihrauchöl wird seit ca. 5000 Jahren verwendet. Das ist in historischen Quellen gut dokumentiert. Weihrauch wird auch als »Olibanum« oder »Öl von Libanon« bezeichnet. Die Heiligen aus dem Morgenland brachten dem Jesuskind Weihrauch, Myrrhe und Gold. In alten Zeiten war Weihrauch wertvoller als Gold, denn es wurde zur Heilung aller bekannten Krankheiten eingesetzt, und nur reiche Leute konnten sich das Harz leisten.

Der Weihrauchbaum übersteht extreme Hitze und Trockenheit in der Wüste. Arbeiter ernteten unter Einsatz ihres Lebens das Harz, da eine gefährliche und giftige Schlangenart bei den Weihrauchbäumen lebte. Ebenso wie die Myrrhe wird Weihrauch von einem Baum gewonnen, der zu den Balsambaumgewächsen gehört. Wie bei der Ernte von Ahornsirup werden tiefe Einschnitte in den Baumstamm gemacht, aus denen dann eine weiße, harzige Substanz austritt. Wenn diese getrocknet ist, fällt sie in kleinen Klümpchen auf den Boden und wird eingesammelt.

Seit alten Zeiten wird Weihrauch in den unterschiedlichen Kulturen vor allem zu religiösen Zwecken verwendet. Es wird vermutet, dass die Phönizier sich lange Zeit das Monopol auf den Weihrauchhandel sicherten. Weihrauch begleitete die Menschen von der Geburt bis zum Tod. So wurde es benutzt, um den Kopf eines neugeborenen Kindes zu salben, was das Kind nach der Geburt sofort beruhigte. In der Antike nutzte man das Öl aber auch, um die Heilung von Knochenbrüchen zu unterstützen. Zudem galt es als Gegenmittel bei Vergiftungen und wurde eingesetzt bei Cholera, Bauch- und Brustschmerzen. Mit Weihrauch wurden schlichtweg alle dem Menschen bekannten Krankheiten behandelt.

Bei der Letzten Ölung unterstützt Weihrauchöl das Aufsteigen der Seele als »Stiege zum Himmel«. In Ägypten wurde Weihrauch Nefertem (Gott der Salben, Salböle und Düfte und Gott der Krieger) zugeordnet und als Schutzöl für die Soldaten verwendet. Verbranntes Weihrauchpulver wurde früher als Lidschatten benutzt. In China und Ägypten wurden Masken mit Weihrauchpulver als Verjüngungselexier auf die Haut aufgetragen.

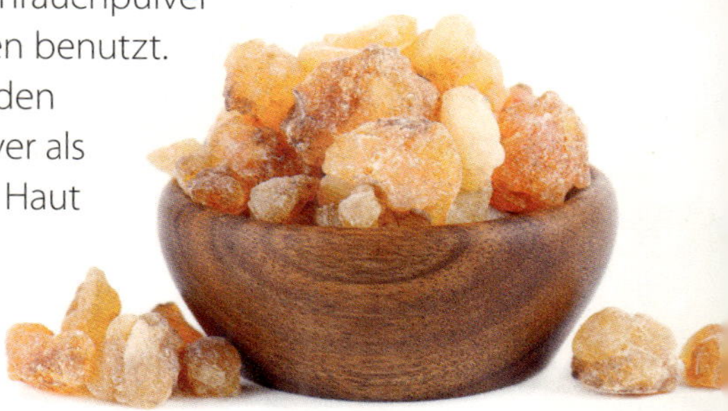

Botanische Familie: Burseraceae (Balsambaumgewächse)
Extraktionsmethode: Dampfdestillat vom Harz
ORAC: 630 µmol TE/100 g
Hauptbestandteile des Weihrauchs: Alpha-Pinene, Limonene, Sabinene, Myrcene, Beta-Caryophyllene, Alpha-Thujene, Incensole

WEIHRAUCH wurde in der Volksmedizin für folgende Eigenschaften geschätzt

antiseptisch, entzündungshemmend, zellverjüngend, stimmungsaufhellend, stärkend für das Immunsystem, entspannend für die Muskulatur

Weihrauch wirkt beruhigend auf den Geist. Daher eignet sich das Öl gut nach einem anspruchsvollen Tag oder als Begleiter in der Meditation. Es unterstützt die sensitive Wahrnehmung und öffnet die Pforten zur feinstofflichen Welt. Es verstärkt das Gefühl der Hingabe.

Im Gegensatz zu den anderen Bibelölen hat Weihrauchöl mit 8–11 % nur einen geringen Anteil an Sesquiterpenen. Dennoch teilt es mit ihnen die positiven Auswirkungen, da Weihrauch vermehrt Sauerstoff in Blut und Zellen bringt und die Versorgung von Hypophyse und Hypothalamus fördert. Es enthält aber auch Monoterpene, die ebenfalls bei der Reprogrammierung auf Zellebene behilflich sind. In der Parfümindustrie wird Weihrauchöl aufgrund seines orientalischen Dufts geschätzt, aber auch, weil es ein starkes Fixieröl ist.

Anwendungsmöglichkeiten

Wenn Weihrauchöl z.B. auf die Stirn aufgetragen wird (bei sensibler Haut mit einem Trägeröl verdünnen!), hat es eine beruhigende Wirkung. Sie können es auch auf die Chakras oder Fußreflexzonen verteilen, von der Hand inhalieren oder im Ultraschallvernebler diffundieren. Als Raumspray vermindert es die Keimbelastung in der Luft.

Energetische Schutzanwendung

Das Öl bietet auch einen guten Auraschutz, z.B. für Therapeuten, die ihre Klienten während der Behandlung berühren. Geben Sie 1 Tropfen auf das Herzchakra, und massieren Sie es in den Nacken des Anwenders ein. Auf diese Weise stärkt es das Energiefeld des Gebers und schützt ihn vor der Aufnahme von Fremdenergien.

Kleine Übung für den Alltag

Wenn Sie das Gefühl haben, von anderen Personen unerwünschte Energien aufgenommen zu haben und sich energetisch »befleckt« fühlen, nehmen Sie ein reinigendes Bad. Mischen Sie hierfür 10–15 Tropfen Weihrauchöl z.B. in 2 EL Honig (alternativ 50 ml Sahne oder eine Handvoll Basensalz oder Natron), und geben Sie es in das Badewasser. Steigen Sie mit dem Bewusstsein in die Wanne, alte Verbindungen und Anhaftungen abzuwaschen. Spüren Sie nach dem Bad die tiefe Reinigung auf allen Ebenen.

DIE VIELFÄLTIGE UNTERSTÜTZUNG DURCH WEIHRAUCH

von Rita Steinmassl

Ich habe viele positive Erfahrungen mit Weihrauch gemacht, einige sind richtige »Wunder«. Es handelt sich um keine medizinische Forschung, sondern soll einfach das breite Spektrum möglicher Wirkungen dokumentieren.

Eine Cousine von mir hatte eine schwere Krebserkrankung. Nach Krankenhaus und Chemotherapie hatte sie immer große Angst, wenn die jährlichen Nachuntersuchungen anstanden. Ich habe ihr dann ätherisches Weihrauchöl zur Beruhigung empfohlen. Sie hat es regelmäßig inhaliert und auf ihren Port aufgetragen (das ist ein implantierter Zugang für die Chemotherapie-Infusionen). Heute geht es ihr gut – der Port ist weg, und sie ist seit über 15 Jahren gesund.

Ihr Mann hatte später Knieprobleme und Rückenschmerzen. Vom Arzt bekam er die Diagnose, dass er einen bösartigen Tumor auf der Nebenniere hatte. Vier Tage später wurde die Nebenniere samt Niere komplett entfernt. Ohne Weihrauch wären sie bei dieser Diagnose in Angst und Panik geraten. So aber sind sie ruhig geblieben und haben darüber geredet. Der Mann brauchte weder Chemotherapie noch Bestrahlung.

Ein Nachbar meiner Cousine hat sich Silvester mit einer Rakete die Finger einer Hand weggeschossen. Nachdem er operiert war – ein Finger konnte noch gerettet werden –, riet diese

ihm, Hand und Finger mit Weihrauch einzureiben. Das tat er täglich, und die Ärzte waren erstaunt, wie schnell alles heilte und wie weich die Narben blieben.
Mein Sohn hat sich am Auspuff seines Motorrades seine rechte Wade komplett verbrannt. Ich habe ihm zuerst eine Ölemischung zur Reinigung aufgetragen und dann mehrmals täglich Weihrauch. Der Selbstheilungsprozess wurde wunderbar unterstützt, und heute sieht man nichts mehr davon.

Beim einen Anwender wird eher die mentale Ebene unterstützt, ein anderer profitiert auf emotionaler oder auf körperlicher Ebene. Das ätherische Öl findet den Bereich, an dem es gebraucht wird. Die beschriebenen Erfahrungen sollen daher kein Heilversprechen sein, sondern eine Ermutigung, auch in kritischen Situationen an die Unterstützung durch die natürlichen Essenzen zu denken und eigene Erfahrungen zu sammeln.

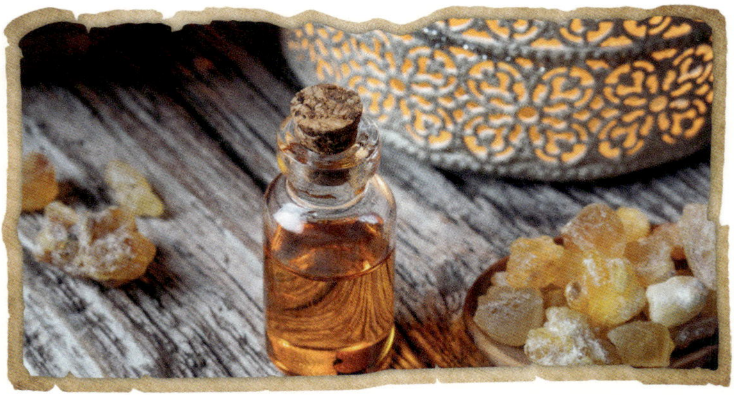

2. BUCH MOSE 12, 22:

»Er soll das Blut in einer Schüssel auffangen, ein Büschel Ysop hineintauchen und die beiden Türpfosten und den oberen Türbalken mit dem Blut bestreichen. Danach darf keiner mehr das Haus verlassen bis zum Morgen.«

PSALM 51, 9:

»Entsündige mich mit Ysop, dass ich rein werde; wasche mich, dass ich weißer werde als Schnee.«
(Bei diesem Psalm kommt es auf die Übersetzung an, in manchen wird Ysop nicht genannt.)

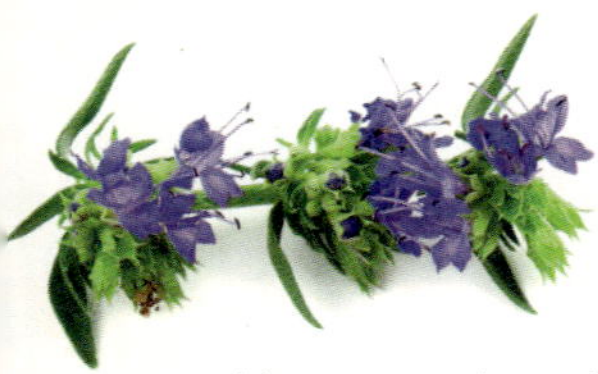

YSOP
(Hyssopus officinalis)

Ysop in der Geschichte

Ysop wurde schon immer wegen seiner antiseptischen Wirkung hoch geschätzt. Die Griechen nannten Ysop »Hyssopos«, abgeleitet vom hebräischen »ezob«, was so viel heißt wie »gut duftendes Kraut«. Die winterharte Pflanze stammt aus Südeuropa und kam mit den Römern nach Westeuropa. Später gelangte sie durch die frühen Siedler auch nach Amerika. In Frankreich findet man sie wild wachsend, meist zusammen mit Lavendel oder Rosmarin. Der starke Duft lockt Bienen und Schmetterlinge an, weshalb Ysop im Volksmund auch als Bienenkraut bezeichnet wird.

Ysop wurde als reinigendes und desinfizierendes Kraut auch zum Schutz vor Seuchen verwendet. Es besteht zur Hälfte aus Ketonen, worin seine stark reinigende Wirkung begründet liegt.

In der Bibel wird es im Rahmen des Passahrituals erwähnt (siehe Bibelzitat am Anfang des Kapitels). Nach dem 4. Buch Mose 19, 6 wurde Ysop auch bei Reinigungsritualen eingesetzt, ebenso ist es in Psalm 51, 9 genannt. Jesus wurde am Kreuz ein Ysopzweig mit einem in Essig getränkten Schwamm gereicht, als er durstig war. (Johannes 19, 29–30: **»Da stand ein Gefäß voll Essig. Sie aber füllten einen Schwamm mit Essig und legten ihn um einen Ysop und hielten ihm den an den Mund. Da nun Jesus den Essig genommen hatte, sprach er: Es ist vollbracht. Und neigte das Haupt und verschied.«**)

Die Römer bewunderten die aphrodisierende Wirkung von Ysop und haben Speisen damit zusammen mit Thymian, Pfeffer und Ingwer gewürzt. Bei Dioskurides und Galen wurde die auswurffördernde Eigenschaft gelobt. Hildegard von Bingen schätze Ysop in Honig gekocht als lungenstärkendes Mittel, den Saft der Pflanze als Gesichtstonikum. In chinesischen Medizinbüchern wird berichtet, dass Ysop der Lungenenergie, dem Nervensystem und dem Geist förderlich sei und auch das Immunsystem stärke. In Frankreich wurde es seit dem Mittelalter als Küchenkraut verwendet und in Wild- und Geflügelgerichten verarbeitet, um die Fette auszugleichen und den Verdauungsprozess zu entlasten.

Aufgrund seines hohen Pinocamphonanteils kann Ysopöl eine toxische Auswirkung haben. Deshalb sollte man mit diesem Öl sehr achtsam umgehen. Wenn Sie das Öl auf den Körper auftragen wollen, sollten Sie es auf jeden Fall mit einem neutralen Trägeröl verdünnen! Die Inhalation ist aus Sicherheitsgründen vorzuziehen.

Spirituell ist es ein gutes Raumreinigungsöl, mit dem man seinen Meditations- oder Therapieraum vorbereiten und von störenden Energien befreien kann. Ysop löst die Dichte der Aura, die durch den immer arbeitenden Verstand und durch das wohlbekannte Gedankenkarussell entsteht.

Erfolgstypen, die viel anpacken und sich dadurch selbst unter Druck setzen, profitieren von dem Öl, da sie erkennen, dass sie es selbst sind, die den Druck aufbauen. Es hilft ihnen, die Dinge gelassener zu sehen.

Botanische Familie: Lamiaceae oder Labiatae (Lippenblütler)
Extraktionsmethode: Dampfdestillat von Zweigen und Blättern
ORAC: 20 900 µmol TE/100 g
Hauptbestandteile: Beta-Pinene, Sabinene, Pinocamphone, Iso-Pinochamphone, Gemacren-D, Limonene

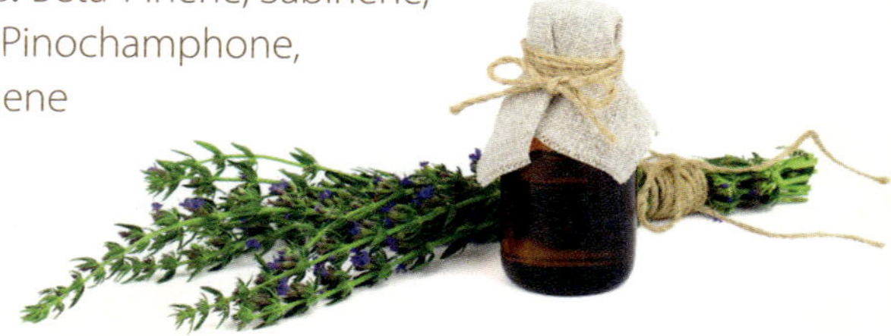

YSOP wurde in der Volksmedizin für folgende Eigenschaften geschätzt

antiseptisch, antibakteriell, antiviral, antispasmotisch, verdauungsfördernd, wurmtreibend, wundheilend, fettstoffwechselregulierend

Achtung: Epileptiker, Schwangere und Menschen mit hohem Blutdruck sollten Ysopöl nicht verwenden!

Ysop regt die Kreativität an und ist förderlich in der Meditation. Der Geruch von Ysop ist sehr polarisierend. Wenn das Öl für Sie unangenehm riecht, kann das ein Hinweis darauf sein, dass möglicherweise Emotionen ins Stocken geraten sind. Ysopöl wirkt neben der physischen Reinigung auch auf mentaler und emotionaler Ebene tief klärend. Wenn man zu übermäßigen Schuldgefühlen neigt, kann Ysop entlasten.

Anwendungsmöglichkeiten

Wenn Sie das Öl im körperlichen Bereich anwenden wollen, sollten Sie es mit einem neutralen Trägeröl im Verhältnis 1:1 verdünnen und anschließend auf die gewünschte Körperstelle, Chakras oder Fußreflexzonenpunkte auftragen. Sie können es auch von der Hand oder aus dem Ölfläschchen inhalieren bzw. im Ultraschalldiffusor diffundieren.

- Wenn Sie 1 Tropfen verdünntes Ysopöl auf die Darmreflexzone am Fuß auftragen und mit Druck einarbeiten, löst das Öl gestaute Energien im Verdauungstrakt und hilft, Gifte aus dem Körper abzutransportieren.

- Tragen Sie 1 Tropfen verdünntes Ysopöl auf die Schultern auf, um emotionale Lasten, die auf die Schultern drücken, loszulassen.
- Verteilen Sie 1 Tropfen verdünntes Ysopöl auf der Lungenreflexzone am Fuß, und lösen Sie Emotionen von Kummer und Sorgen auf.
- 1 Tropfen verdünntes Ysopöl auf den Kehlkopf aufzutragen, ist hilfreich, um hinuntergeschluckte Emotionen zu bearbeiten und das Halschakra zu befreien.

Kleine Übung für den Alltag

Haben Sie das Gefühl, in einem Raum haben sich unausgeglichene Emotionen wie Ärger, Depression und Wut festgesetzt? Geben Sie einfach 1–2 Tropfen Ysopöl mit destilliertem Wasser in eine Sprühflasche hinein. Sprühen Sie mit diesem Gemisch in den Raum. Achten Sie nun darauf, wie sich die Energien verändern. Ysop ist so etwas wie ein spiritueller »Meister Proper«.

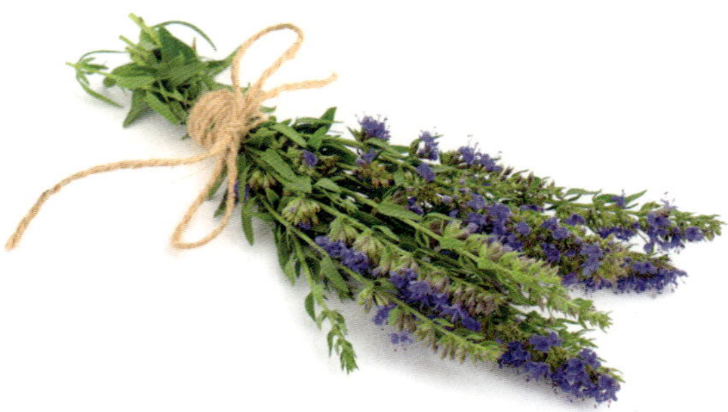

1. KÖNIGE 9,10–11:

»Als nun die zwanzig Jahre um waren, in denen Salomo die beiden Häuser baute, des Herrn Haus und des Königs Haus, – dazu hatte Hiram, der König von Tyrus, Salomo Zedernbäume und Zypressen und Gold nach all seinen Wünschen gegeben –, da gab der König Salomo Hiram zwanzig Städte im Lande Galiläa.«

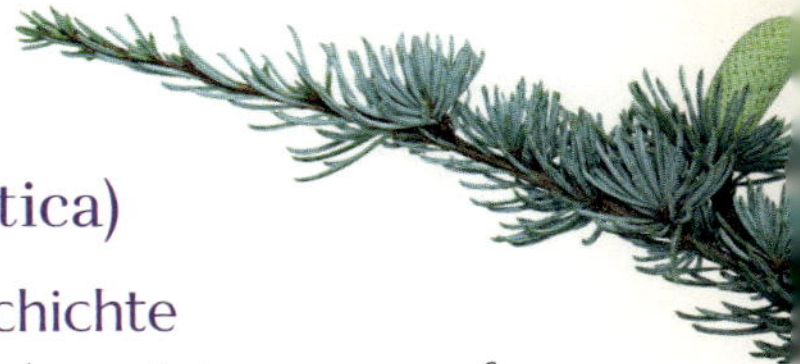

ZEDER
(Cedrus atlantica)

Zeder in der Geschichte

Die Gattung Zeder umfasst verschiedene Arten von zapfentragenden und immergrünen, langlebigen Bäumen: So gibt es die Atlas- oder Silberzeder, die im Atlasgebirge Marokkos heimisch ist, die Libanonzeder, die noch vereinzelt in der Südosttürkei und in Syrien wächst, eine weitere Art ist auf Zypern beheimatet, und die Himalayazeder stammt aus dem westlichen Himalaya. Heutzutage werden nur noch die Himalayazeder und die Atlaszeder zur Destillation verwendet. Die Atlaszeder kommt der Libanonzeder am nächsten. Der Duft des Öls der Libanonzeder muss sehr besonders sein, da alte Parfümeure schon ins Schwärmen und Schwelgen gerieten, wenn sie von diesem speziellen Duft berichteten. Dieses Öl wird nicht mehr hergestellt, weil die Libanonzeder unter Artenschutz steht.

Zedernholzöl wurde bereits vor 6000 Jahren gewonnen – man hat es als Grabbeigabe in Pyramiden gefunden – und ist somit das älteste bekannte ätherische Öl der Menschheitsgeschichte. Verschiedene Kulturen wie die der Ägypter oder der Tibeter hatten zur Zeder eine besondere Verbindung. Auch heute noch wird das Holz in der tibetischen Medizin verwendet oder zur Meditationsunterstützung genutzt.

Zedern sind auch die Bäume, die in der Bibel am häufigsten Erwähnung finden und Fruchtbarkeit und Reichtum symbolisieren. Die Zeder ist der Baum der Könige, sie ist majestätisch und wirkt ausgleichend. Da sie auch einen Bezug zur Spiritualität hat, wurde sie oft als Baumaterial für Tempel verwendet. So wurden z.B. die mächtigen Zedern aus dem Libanon für den Bau des Tempels des Königs Salomon verwendet. Sie repräsentieren die Unvergänglichkeit, und der Duft des Holzes versorgt das Gehirn mit Sauerstoff und fördert klares Denken. Salomon war wahrscheinlich in die Wirkungen der ätherischen Öle eingeweiht und nutzte dieses Wissen, denn der Duft der Zeder war in den Palästen allgegenwärtig. Da das Holz reich an ätherischen Ölen ist, wirkt es auch insekten- und ungezieferabwehrend.

In Ägypten wurde Zedernholzöl zusammen mit Myrrhe und Sandelholz bei der Mumifizierung eingesetzt. Es galt als Desinfektionsmittel für die Balsamierer. In der ägyptischen Kosmetik wurde es als Tonikum für die Haut verwendet und für seine beruhigende Wirkung geschätzt. Galen (ca. 130–200 n.Chr.) und Dioskurides beschrieben »cedrium« als ein Harz, das vor

Verwesung schützt. Die Ureinwohner Amerikas nutzten es für Reinigungsrituale. Ferner wurde es auch zur Verbesserung des Lymphflusses, zur Regeneration der Arterien sowie bei Hautkrankheiten und Tuberkulose eingesetzt.

Im 3. Buch Mose 14 ist ein Gesetz zur Reinigung von Aussätzigen und von Häusern nachzulesen. Bei Leprakranken wurde ein Ritual mit Zedernholz, Ysop, Karmesinfarbe und dem Blut zweier frisch geschlachteter Vögel durchgeführt, um die Betroffenen wieder in die Gemeinschaft einzuführen. Nach 8 Tagen wurde eine weitere rituelle Handlung an dem Aussätzigen vorgenommen. Hier wurde mit Olivenöl und dem Blut eines weiteren Opfertieres ein Massageritual durchgeführt, indem man dem Aussätzigen Öl aufs rechte Ohrläppchen, den rechten Daumen und den rechten großen Zeh auftrug (3. Buch Mose 14, 14: **»Und der Priester soll von dem Blut des Schuldopfers nehmen und es dem, der sich reinigt, auf das Läppchen des rechten Ohrs tun und auf den Daumen seiner rechten Hand und auf die große Zehe seines rechten Fußes.«).** Die genannten Stellen hängen mit speziellen Reflexzonen zusammen, die helfen, Blockaden zu lösen. Diese Anwendung sollte das Unreine vom Befallenen nehmen und zwischen Gott und dem Genesenden alles wieder ins Reine bringen.

Im Jahre 1698 schrieb Nicolas Lémery (1645–1750), dass das Harz der Zeder therapeutische Eigenschaften als Harn- und Lungenantiseptikum besitzt. Zedernholzöl wird auch in der Parfümindustrie als Fixieröl verwendet und dort vorrangig zur Herstellung von Männerdüften eingesetzt.

Botanische Familie: Pinaceae (Kieferngewächse)
Extraktionsmethode: Dampfdestillat der Rinde
ORAC: 169 000 µmol TE/100 g
Hauptbestandteile: Alpha-Himachalene, Beta-Himachalene, Gamma-Himachalene, Delta-Cadinene

ZEDERNHOLZÖL wurde in der Volksmedizin für folgende Eigenschaften geschätzt

nervenberuhigend, stressreduzierend, kreislaufstärkend, schleimlösend, stärkend für die Atemorgane, regt den Lymphfluss an, antibakteriell, krampflösend, desinfizierend, durchblutungsfördernd, antifungal

Die Zeder hat mit 98 % den höchsten Anteil an sogenannten Sesquiterpenen. Das Öl stabilisiert die Beta- und die Thetafrequenzen der Gehirnwellen. Bei wichtigen Geschäftsterminen kann es Sie dabei unterstützen, fokussiert zu bleiben und zielführend voranzukommen. Außerdem können Sie mit seiner Hilfe Ihren Selbstwert stärken. Zedernholzöl stabilisiert, wenn Sie sich verausgabt haben, verleiht Ihnen Harmonie und Kraft – auch im emotionalen Bereich – und hilft, einen überanalytischen Verstand zu entspannen. Es löst emotionale Anspannungen und Aggressionen. Die beruhigende Note von Zedernholzöl lässt sich in Kombination mit Lavendelöl noch intensivieren.

Zedernholzöl ist das Öl der Visionäre – es regt uns an, wieder zu träumen, an unseren Träumen festzuhalten und sie auch umzusetzen. Die Zeder enthält männliche Phytohormone und fördert die hormonelle Harmonie. Viele Männer finden diesen Duft sehr angenehm. Zedernöl wirkt auch sexuell anregend. Als Hautpflegemittel kann es mit etwas Trägeröl gemischt nach der Rasur verwendet oder als Deo benutzt werden.

Anwendungsmöglichkeiten

Zedernholzöl kann die erotische Anziehung fördern. Geben Sie für eine sinnliche Verwöhnmassage Rose, Zedernholz und Ylang Ylang in etwas warmes Trägeröl. Tragen Sie einander das Öl auf, und streichen Sie es ein.

Eine sehr erholsame Anwendung ist, etwas Trägeröl (2 EL) leicht zu erwärmen und 3 Tropfen essenzielles Zedernholzöl dazuzugeben. Reiben Sie mit dem Öl die Fußsohlen, Handflächen und das Gesicht ein, und ruhen Sie anschließend. Das wirkt sehr tief entspannend! Noch angenehmer ist es, wenn Sie sich einreiben lassen. (Praktischer Tipp: Füllen Sie das Trägeröl in ein sauberes Marmeladenglas, und stellen Sie es für ein paar Minuten auf ein Stövchen. Wenn das Öl angenehm warm ist, geben Sie das Zedernholzöl dazu und wenden die Mischung an. Achtung: Das Öl darf nicht zu heiß werden!)

Sehr hautpflegend ist ein Bad mit Zedernholzöl. Mischen Sie hierfür 10–15 Tropfen essenzielles Zedernholzöl mit ca. 50 ml Sahne (alternativ: 2 EL Honig oder 1 Handvoll Basensalz oder Natron), und geben Sie es in das Badewasser. Ihre Haut fühlt sich nach dem Baden samtweich an.

Anwendung für den Alltag

Energetisieren Sie 1 Tropfen essenzielles Zedernholzöl in der Hand mit etwas Trägeröl, und tragen Sie es z.B. auf die Stirn (3. Auge) auf. Den Duft können Sie auch von der Hand inhalieren und im Ultraschallvernebler diffundieren.

Das Öl kann auch auf die Chakras aufgetragen oder über die Reflexzonen an den Füßen eingearbeitet werden. Im Kleiderschrank verwendet, hält es Motten und auch anderes Ungeziefer fern. Hierfür gibt es Zedernholzkugeln, deren Wirkung mit einem Tropfen Zedernholzöl noch intensiviert wird.

Praktischerweise ist dieses Öl auch in höchster Qualität sehr preiswert, da die Zeder extrem viel Öl abgibt.

Achtung: Zedernholzöl ist für Schwangere, Kinder und Epileptiker nicht geeignet!

Kleine Übung für den Alltag

Tragen Sie 1 Tropfen Zedernholzöl vor einem wichtigen Termin auf die Stirn auf, und inhalieren Sie den Duft. Visualisieren Sie den gewünschten Verlauf.
Viel Erfolg damit!

1. BUCH MOSE 37,25:

»Dann setzten sie sich zum Essen. Auf einmal sahen sie eine Karawane von ismaëlitischen Kaufleuten aus der Richtung von Gilead herankommen. Die Ismaëliter waren auf dem Weg nach Ägypten; ihre Kamele waren mit den kostbaren Harzen Tragakant, Mastix und Labdanum (Harz der Zistrose) beladen.«

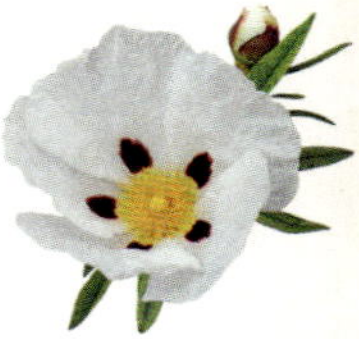

ZISTROSE
(Cistus ladanifer/Labdanum)

Zistrose in der Geschichte

Die Zistrose ist auch als Felsrose oder Labdanum (von »Ladan« = »klebriges Kraut«) bekannt. Sie wächst in kargem, steinigem Gelände und hat mit den uns bekannten Rosen nichts zu tun, sondern gehört zur Ordnung der Malven. In der warmen Umgebung tritt das Harz wie kleine Schweißtröpfchen aus der Pflanze aus und ist auf den Blättern zu finden.

Die Hirten trieben damals die Ziegen in Zistrosenbüsche. Das klebrige Harz blieb am Fell der Tiere hängen, das dann entweder ausgekämmt oder geschnitten und ausgekocht wurde. Das kostbare Harz schwamm dabei an die Oberfläche. Später streifte man mit Lederriemen durchs Gebüsch, um das Harz zu sammeln. Es wurde als Bestandteil des Räucherwerks in der Kirche genutzt.

Die Verwendung von Zistrose reicht bis ins Ägypten des 4. Jahrhundert v. Chr. zurück. In Griechenland wurde das ganze Jahr über Zistrosentee getrunken, um sich nach einem anstrengenden Tag zu erholen und das Immunsystem zu stärken. Ebenso wurde es von Hebammen genutzt, um durch Waschungen die Wundheilung bei Wöchnerinnen zu unterstützen. Die Zistrose wurde wegen ihrer Förderung der Zellregeneration speziell bei Hautverletzungen geschätzt. Sie wirkt wie ein flüssiges Wundpflaster.

Botanische Familie: Cistaceae (Zistrosengewächse)
Extraktionsmethode: Dampfdestillat von Blättern und Zweigen
ORAC: 38 648 µmol TE/100 g
Hauptbestandteile: Alpha-Pinene, Camphene, Bornyl-Acetate, Trans-Pinocarveole

ZISTROSENÖL wurde in der Volksmedizin für folgende Eigenschaften geschätzt

Stärkung des Immunsystems, antibakteriell, antiviral, antifungal, entzündungshemmend, die Wundheilung unterstützend

Emotional wirkt die Zistrose ausgleichend und stimmungsaufhellend. Der Duft dringt tief ins Bewusstsein ein. Spirituell fördert die Zistrose das eigene Bewusstsein. Ihr Duft hat von alters her die Sinnsuche und Visionen angeregt.

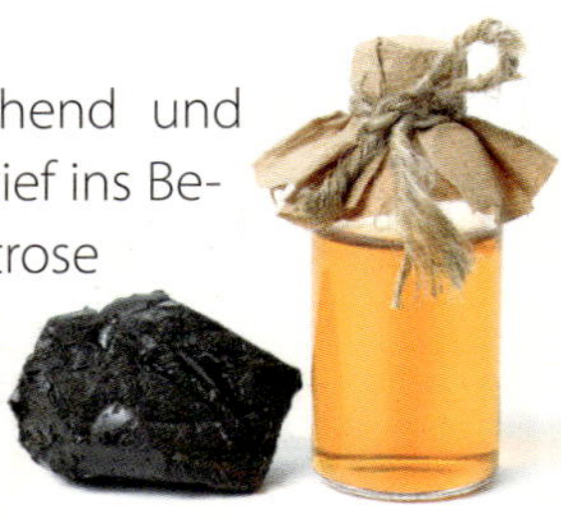

Die Pflanze ist reich an Polyphenolen (Gerbstoffen) und Harzen. Diese wirken sich positiv auf die Schwermetallausleitung aus. Wie eine Studie der Universität Lübeck zeigte, konnte bei starken Rauchern nachgewiesen werden, dass der Kadmiumspiegel im Blut deutlich abnahm, nachdem die Probanden vier Wochen lang täglich einen Sud aus Zistrosen getrunken hatten.

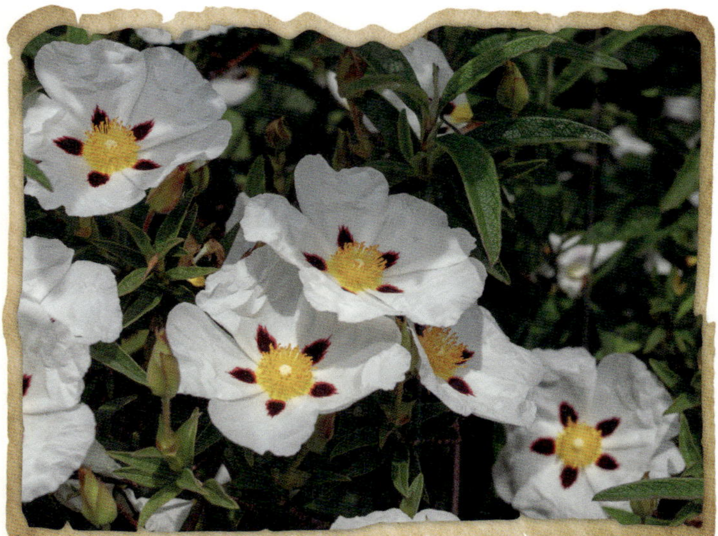

Anwendungsmöglichkeiten

Zistrose gehört auch zu den Fixierölen in der Parfümherstellung und verbessert die Haftfestigkeit von Düften auf der Haut.

Ein Bad mit Zistrosenöl, gemischt mit 50 ml Sahne (alternativ: 2 EL Honig oder 1 Handvoll Basensalz oder Natron), entspannt das Nervensystem. Vermischen Sie den gewünschten Zusatz mit 10–15 Tropfen des ätherischen Öls, und geben Sie ihn ins Badewasser.

Auch als Raumspray kann Zistrose unterstützend wirken. Befüllen Sie ein Glasfläschchen mit Sprühaufsatz mit destilliertem Wasser. Geben Sie bei einer Menge von 50 ml Wasser je nach gewünschter Duftintensität 5–10 Tropfen Zistrosenöl dazu. Versprühen Sie die Mischung im Raum.

Zistrosenöl ist gut zum Auftragen auf die Chakras oder die Fußreflexzonenpunkte geeignet. Des Weiteren kann man es diffundieren oder von der Hand aus inhalieren.

Kleine Übung für den Alltag

Zistrosenöl kann die meditative Praxis unterstützen. Nehmen Sie 1 Tropfen Zistrosenöl, energetisieren Sie das Öl in der Handfläche, und atmen Sie den Duft bewusst durch die Nase ein. Folgen Sie Ihrem gewohnten Meditationsverlauf, und achten Sie darauf, ob sich Ihnen Bilder oder Visionen zeigen.

JESAJA 60,13:

Die Herrlichkeit des Libanon soll zu dir kommen, Zypressen, Buchsbaum und Kiefern miteinander, zu schmücken den Ort meines Heiligtums; denn ich will die Stätte meiner Füße herrlich machen.

ZYPRESSE
(Cupressus)

Zypresse in der Geschichte

Die Zypresse war bereits den alten Ägyptern bekannt. Es gibt Papyrusaufzeichnungen mit medizinischen Dokumentationen, in denen die Verwendung der Zypresse erwähnt wird. In Ägypten wurden aus Zypressenholz auch Sarkophage gebaut. Die Phönizier und Kreter haben es zum Schiffs- und Bogenbau verwendet. In Griechenland wurden aus Zypressenholz Götterstatuen hergestellt. Außerdem war in Griechenland die Zypresse Hades, dem Gott der Unterwelt, geweiht. Die Zypresse ist der Lichterbaum und verbindet den Himmel und die Erde. Das Portal der Kathedrale von St. Peter in Rom besteht aus Zypressenholz und zeigt selbst nach 1200 Jahren keine Verfallsspuren. Nicht umsonst werden gern Zypressen auf Friedhöfen gepflanzt, um das ewige Leben zu symbolisieren. Sie sind Bäume der Ewigkeit.

Am selben Baum wachsen sowohl männliche als auch weibliche Blüten. Das Öl enthält viele Monoterpene, die freie Radikale einfangen und die DNA reparieren.

Botanische Familie: Cupressaceae (Zypressengewächse)
Extraktionsmethode: Dampfdestillat der Äste
ORAC: 24 300 µmol TE/100 g
Hauptbestandteile: Monoterpene, Alpha-Pinene, Beta-Pinene, Delta-3-Carene, Limonene, Cedrole, Myrcene, Manoyle-Oxide, Isopimaradiene, Karahanaenone

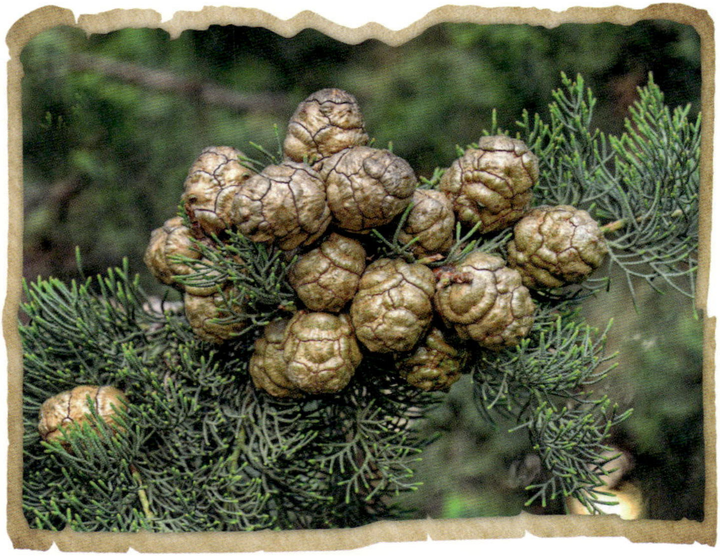

ZYPRESSENÖL wurde in der Volksmedizin für folgende Eigenschaften geschätzt

Verbesserung des Lymphflusses, leberstärkend, bei Wasseransammlungen, zur Lymphreinigung, durchblutungsfördernd, gut bei Frostbeulen und Krampfadern; antibakteriell, antiinfektiös, antispasmotisch; enthält weibliche Phytohormone und unterstützt somit den weiblichen Hormonhaushalt, hautpflegend und zur Narbenbehandlung

Neue Studien belegen die antimikrobielle Wirkung und auch die Wirkung auf den sogenannten Biofilm (Schleimhäutchen, die manche Bakterien zum eigenen Schutz bilden und die im Wirt Entzündungen fördern und schädigend wirken). Zypressenöl kann diesen zerstören.

Das Öl erdet gerade in Zeiten großer Herausforderungen – seien es berufliche Veränderungen, Umzug oder Übergänge wie z. B. der Sterbeprozess. Hierbei wirkt es sowohl für die sterbende Person als auch für die Angehörigen unterstützend. Zypresse ist ein Öl, das hilft, emotionale Traumen zu verarbeiten. Bei körperlichen oder emotionalen Belastungen ist es besonders nützlich.

Vielleicht kennen auch Sie eine solche Situation: Wenn Sie denken, so, wie es jetzt ist, sollte es bleiben, alles ist so schön und harmonisch, jetzt passt alles – und zack: hält das Leben eine Veränderung für Sie bereit. Um dann im Lebensfluss zu bleiben, kann sehr gut unterstützend mit der Zypresse gearbeitet werden.

Sie ist hilfreich beim Annehmen, Umgehen mit und Loslassen von Situationen:

- Annehmen heißt, ein Problem, Thema, eine Situation oder Herausforderung erst einmal so zu akzeptieren, wie es/sie ist, innerlich nicht mehr dagegenzuarbeiten und das innere Lamentieren aufzugeben.
- Umgehen heißt, sich neu zu orientieren, eine Situation zu handhaben und Schritte in eine neue Richtung zu wagen.
- Loslassen heißt, nicht verhaftet zu sein mit etwas, sondern es hinter sich lassen zu können.

Aus einer anderen Perspektive betrachtet, ist Zypresse auch ein Öl, das hilft, Dinge, die man sich vornimmt, anzufangen, durchzuhalten und zum Abschluss zu bringen. Somit können Veränderungsprozesse gut mit Zypressenöl begleitet werden.

Anwendungsmöglichkeiten

Zypressenöl kann erotisierend wirken. In der folgenden Kombination beruhigt sie zu stürmische Liebhaber: Sandelholz, Zypresse und Bergamotte, zusammen mit etwas warmem Trägeröl vermischt, dem Partner auf den Körper auftragen und einstreichen.

Zypresse ist auch zur energetischen Reinigung geeignet. Über das Milzchakra nehmen wir neben der feinstofflichen Energie Prana auch feinstoffliche »Vampire« auf, die hier gern andocken. Wenn Sie z. B. nach einem Besuch im Altenheim oder Krankenhaus, auf dem Friedhof, in einem großen Einkaufszentrum oder überall dort, wo viele Menschen sind, das Gefühl haben, dass Ihnen Energie fehlt, probieren Sie einmal Folgendes:

Geben Sie 1 Tropfen Zypressenöl mit etwas Trägeröl auf die Hand, und energetisieren Sie dieses Gemisch. Tragen Sie es anschließend unterhalb des linken Rippenbogens und auf den Rücken in der Nierengegend auf. Stellen Sie sich vor, Ihre Hände sind wie Lichtsäbel und trennen nun kraftvoll die Energieschnüre durch.

Sie können auch einen Ton beim energetischen Abtrennen von sich geben. Spüren Sie nach, wie es sich nun anfühlt.

Ansonsten können Sie das Öl auf die Fußreflexzonen auftragen, es von der Hand aus inhalieren oder im Ultraschallvernebler diffundieren.

Achtung: Zypressenöl ist für Schwangere und Epileptiker nicht geeignet!

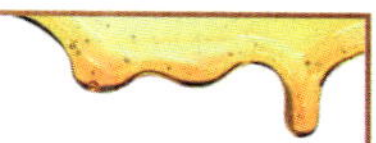

Kleine Übung für den Alltag

Wenn Sie einen anstrengenden Tag hatten, an dem Sie viel stehen mussten und müde oder geschwollene Beine haben – tragen Sie mit etwas neutralem Öl 1–2 Tropfen Zypressenöl auf die Fußsohlen und Beine auf. Vielleicht können Sie die Beine hochlegen.
Gute Entspannung!

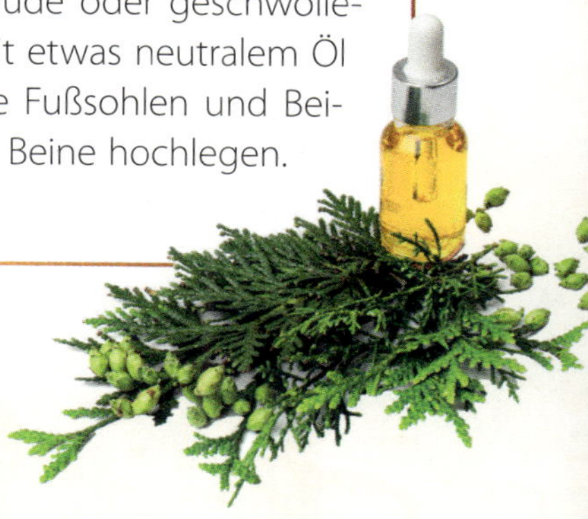

Flexibel bleiben, auch wenn ein Rohstoff knapp ist

Wir leben in einer Zeit, in der nicht mehr alles jederzeit und unbegrenzt zur Verfügung steht. Auch im Bereich der ätherischen Öle erleben wir es immer wieder einmal, dass bestimmte Sorten für einen gewissen Zeitraum nicht lieferbar sind.

Das kann verschiedene Gründe haben. In den letzten Jahren haben wir alle erlebt, dass der Handel ins Stocken geraten ist und Lieferwege blockiert waren. Das sind globale Rahmenbedingungen, die eintreten können und nichts mit dem Herstellungsprozess zu tun haben.

Doch es gibt auch Herausforderungen, die Einfluss auf die Gewinnung des ätherischen Öls selbst haben. Ist ein Jahr zu trocken oder zu nass – was beides durch Klimaveränderungen immer häufiger vorkommt –, beeinträchtigt dies die Produktion des ätherischen Öls in der Pflanze. Daher kann das Ernteergebnis stark schwanken. Im Jahr 2023 wird mit einem Ernteausfall für Bergamotten um ca. 50 % gerechnet. Zur Blütezeit gab es in der italienischen Region Calabria, aus der das hochwertigste Bergamottenöl kommt, Dauerregen, was sehr ungewöhnlich ist, und anschließend eine Hitzephase. Die wenigen Fruchtansätze, die überlebt hatten, sind überwiegend am Baum verbrannt.

Manchmal wird eine Pflanze unter Naturschutz gestellt und darf nicht mehr geerntet werden.

Es kann ganz unterschiedliche Gründe haben, warum Sie ein ätherisches Öl nicht bekommen. Deshalb ist es gut, flexibel zu sein und Alternativen zur Hand zu haben.

Falls erforderlich, können Sie die Bibelöle mit folgenden Pflanzen tauschen:

Zypresse → Kiefer
Weihrauch → Copaiba, Elemi
Myrrhe → Vetiver
Sandelholz → Zeder
Galbanum → Elemi
Narde → Vetiver
Cassia → Zimtrinde

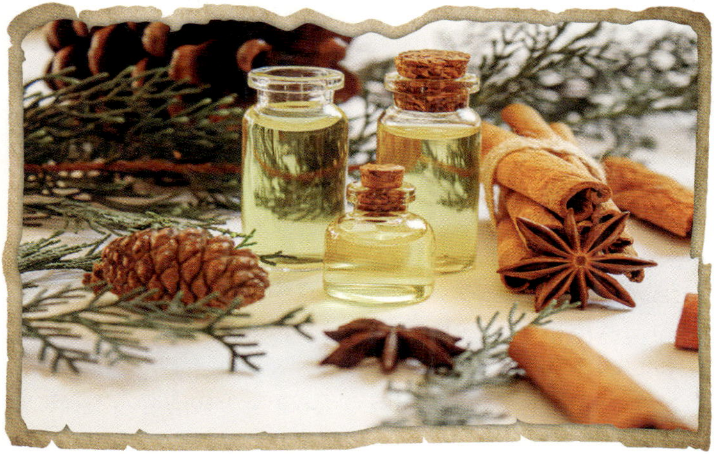

ELEMI

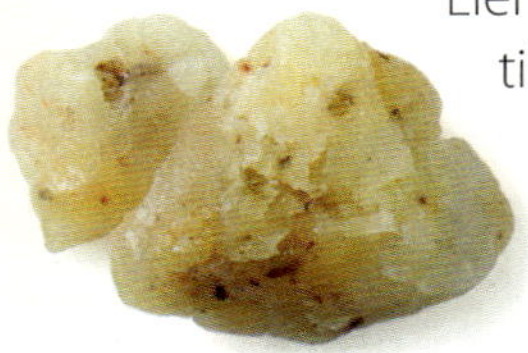

Elemi (Canarium luzonicum) gehört zu den antiken ätherischen Ölen und wurde bereits im Alten Ägypten zur Balsamierung der Verstorbenen eingesetzt. Im europäischen Raum wurde im 17. Jahrhundert Elemi in einer Wundsalbe populär, die verletzten Soldaten Linderung verschaffte.

Das ätherische Öl wird aus dem Gummiharz des immergrünen Baumes gewonnen. Attraktiv an Elemi ist, dass sein Wirkspektrum dem des Weihrauchs sehr ähnelt, jedoch nur ein Drittel kostet. Deswegen wurde auch in Kirchen Elemi als günstiger Weihrauchersatz zum Räuchern verwendet.

Anwendungsmöglichkeiten

Elemi kann für die Gesichtspflege verwendet werden. Geben Sie hierzu 1 Tropfen auf die Fingerkuppen, und klopfen Sie ihn sanft in das Gesicht ein. Der Hauptwirkbestandteil von Elemi mit bis zu 70 % ist das Monoterpen d-Limonen. Es löst eine Schnellreparatur auf Zellebene aus und kann kleine Veränderungen, die infolge der Belastungen des Alltags entstanden sind, ausgleichen.

Elemi unterstützt auch bei der Narbenpflege.

Die aromatische Wirkung von Elemi ist sowohl erdend als auch klärend und bringt in einen ruhigen, entspannten Zustand, z. B. für die Meditation.

VETIVER

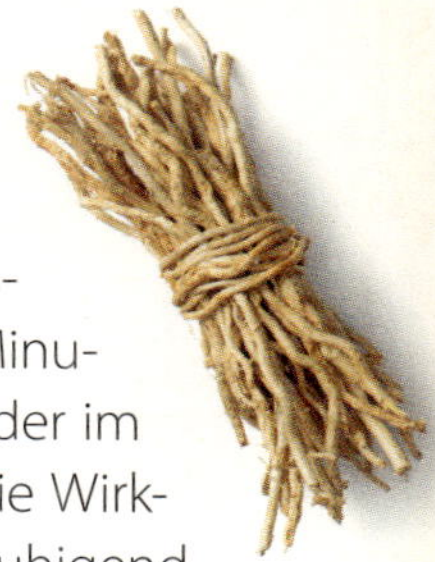

Der Duft von Vetiver (Vetiveria zizanioides) ist erdig und schwer, und das ätherische Öl kommt nur zäh aus dem Fläschchen heraus. Damit es fließfähiger wird, können Sie dieses einfach ein paar Minuten am Körper tragen, z. B. in der Hosentasche oder im BH. Es ist ein Wasserdampfdestillat der Wurzel. Die Wirkbestandteile sind stimmungshebend, stark beruhigend und erdend. So kann diese Essenz z. B. auch Menschen, die von Hyperaktivität betroffen sind, in die Ruhe führen. Dafür ist besonders eine Kombination von Lavendel, Zedernholz und Vetiver hilfreich. Jede einzelne Pflanze wirkt schon sehr beruhigend, und durch die Mischung entstehen Synergien. Dieses natürliche Mittel ohne schädigende Nebenwirkungen ist sogar für diejenigen interessant, die sonst zu synthetischen Hilfsmitteln greifen. Einen Versuch ist es wert.

Gerade in der aktuellen Zeit, in der viele Menschen von unterschiedlichen Ängsten geplagt werden – aus gesundheitlichen, wirtschaftlichen oder politischen Gründen –, kann Vetiver mit seinen Wirkbestandteilen in die Gelassenheit führen und die Körpersysteme entlasten. Letztlich geht es darum, in herausfordernden Phasen handlungsfähig zu bleiben und zielführend agieren zu können. Ein Mensch in Angst oder, besser ausgedrückt, ein Gehirn in Angst ist in einem Tunnel. Es sieht nur die Gefahr und kann keine kreativen Lösungen finden. Daher sind guter Schlaf und eine gewisse Seelenruhe enorm wichtig. Vetiver unterstützt dabei, in einen tiefen Entspannungszustand zu gelangen.

COPAIBA

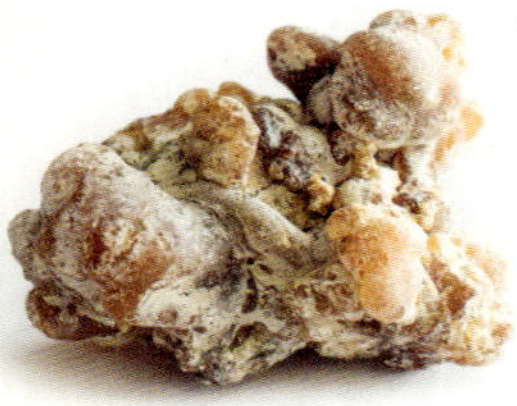

Auch in Mittel- und Südamerika wird seit der Antike zu rituellen Zwecken geräuchert. Traditionell wurde dazu das Harz des Copalbaumes (Copaifera reticulata/langsdorffii/multijuga) verwendet.

In den heiligen Schriften der Maya heißt es, dass die Erdgöttin den Menschen das Harz des Copalbaumes übergab, das wie das Lebensblut der Menschen ist. Es war den Maya so heilig, dass es nur noch mit speziellen Werkzeugen berührt werden durfte, wenn es einmal auf dem Altar platziert worden war. Die Azteken trugen aus dem Harz gefertigten Schmuck und nutzten es ebenfalls zum Räuchern. In Brasilien haben die Heiler und Schamanen, die »Curanderos«, Copaiba verwendet, um negative Energien zu vertreiben, aber auch zur Behandlung von Entzündungen und Wunden.

In antiken Zeiten wuchs der Copalbaum nur in Mexiko. Heute wird »Copal« als Sammelbegriff verwendet und umfasst sowohl Nadel- als auch Laubbäume, die zur Harzgewinnung genutzt werden. Daher findet man inzwischen Copaiba aus Südamerika, Indien, Afrika und Asien. Aber nur das Copalharz aus Brasilien ist auf Unreinheiten und Unbedenklichkeit getestet.

Für die Gewinnung wird, ähnlich wie bei Ahornsirup, ein Loch in den Baumstamm gebohrt und das austretende Harz aufgefangen. Das kann zwei- bis dreimal im Jahr durchgeführt werden. Pro Baum kommen vier bis fünf Liter zusammen. Um daraus das ätherische Öl zu gewinnen, wird das Gummiharz destilliert. Die Essenz ist fast geruchsneutral, jedoch äußerst kraftvoll in der Wirkung, besonders in Kombination mit anderen ätherischen Ölen. Es verstärkt nämlich deren Effekte. Daher ist Copaiba eine gute Alternative für Anwender, die den Duft von Weihrauch nicht mögen.

Einer der Wirkstoffe im Copaibaöl ist CBD, ein pflanzliches Cannobinoid, das im menschlichen Körper an die entsprechenden Rezeptoren andocken kann und verschiedenen Körpersysteme reguliert. Es wirkt jedoch nicht berauschend.

KIEFER

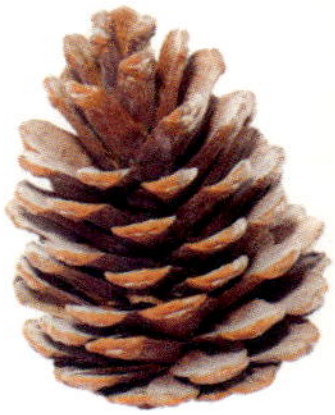

Die Kiefer (Pinus sylvestris) ist ein Meister der Anpassung. Der Baum ist schnellwachsend und gedeiht sowohl in den kühlen Regionen des Nordens als auch in den heißen Gefilden des Südens.

Der griechische Arzt Hippokrates (ca. 460–370 v. Chr.) ist der Vater der wissenschaftlichen Medizin, denn er beobachtete und beschrieb Krankheiten akribisch. Er empfahl das ätherische Öl der Kiefer zur Unterstützung der Atemwege. Die Ureinwohner Amerikas legten die langen Nadeln in die Schlafunterlage, da deren ätherisches Öl Läuse und Flöhe fernhält.

Das ätherische Öl wird durch Wasserdampfdestillation aus den Nadeln gewonnen und wirkt sich günstig auf den Lymphfluss und den Bewegungsapparat aus. Zudem unterstützt es bei mentaler Erschöpfung. Wie der Baum sich an seine Umgebung anpasst, macht das ätherische Öl auch den Anwender widerstandsfähiger in Zeiten großer Herausforderungen.

ZIMTRINDE

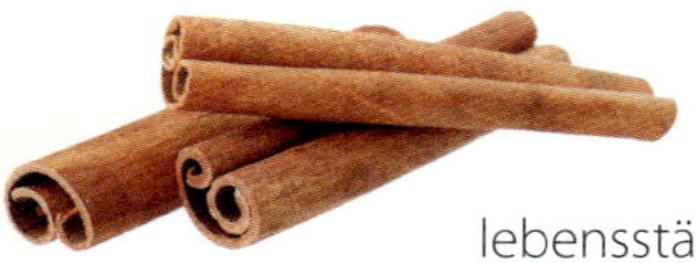

In antiken chinesischen Schriften wurde Zimt (Cinnamomum zeylanicum) als lebensstärkendes Mittel beschrieben, da er das Qi, die Lebensenergie, in Fluss bringt. Die alten Chinesen glaubten sogar, dass Zimt ewige Jugend verleiht. Sie setzten einen Wein mit Zimt an, der stark tonisierend wirkte und von dem nur ein Tropfen dem Körper eine goldene Farbe verleihen sollte. Im Alten Ägypten wurde Zimt aus Ceylon bei der Einbalsamierung wegen seiner stark antiseptischen Wirkung genutzt.

In neuerer Zeit wurde das Wirkspektrum von Zimt durch den französischen Arzt und Begründer der Aromatherapie Jean Valnet (1920–1995) erforscht. Er bestätigte den günstigen Effekt auf die Herzgesundheit und das Verdauungssystem sowie eine antiseptische und entwurmende Wirkung. Zimt hat entzündungshemmende Eigenschaften und gilt als COX-2-Hemmer.

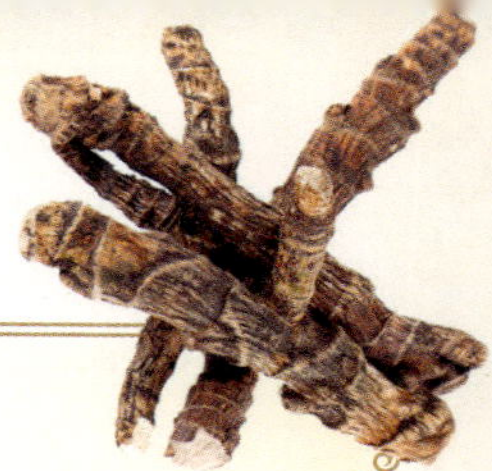

KALMUS

HOHESLIED 4,13–15:

»Du bist wie ein Lustgarten von Granatäpfeln mit edlen Früchten, Zyperblumen mit Narden, Narde und Safran, Kalmus und Zimt, mit allerlei Weihrauchsträuchern, Myrrhe und Aloe, mit allen feinen Gewürzen. Ein Gartenbrunnen bist du, ein Born lebendiger Wasser, die vom Libanon fließen.«

Kalmus (Acorus calamus L.) gehört zu den ältesten Heilpflanzen. Das ätherische Öl wird aus der Wurzel der Sumpfpflanze durch Wasserdampfdestillation gewonnen. Im Volksnamen wird Kalmus auch Magenwurz genannt, was auf seine Hauptwirkung hindeutet. Er entspannt den Magen-Darm-Trakt und mindert Krämpfe und Blähungen. Außerdem hat er einen lindernden Effekt bei entzündlichen Prozessen wie Rheuma. Die aromatische Anwendung fördert positive Gedanken.

Ein Hauptbestandteil im ätherischen Öl ist Asaron, das zu den Phenylpropanoiden gehört, in der Form von Methylisoeugenol. In der EU wird Asaron als gesundheitsschädlich eingestuft, weshalb sowohl die innere Einnahme als auch das direkte Auftragen der Essenz auf die Haut untersagt ist. Sie sollte nur zur Raumbeduftung verwendet werden. In antiken Aufzeichnungen wird die therapeutische Anwendung von Kalmus jedoch empfohlen, da es vor schweren Krankheiten schütze. Der diploide Amerikanische Kalmus enthält kein Asaron, deshalb ist das ätherische Öl dieser Gattung vorzuziehen. Europäischer Kalmus enthält bis zu 10 %, der aus Indien stammende Kalmus bis zu 96 % Asaron. Hier empfiehlt es sich, das Etikett des Öle-fläschchens genau zu studieren, um sicherzugehen, um welche Sorte es sich handelt.

Ich, Karin, nehme Kalmus gern in einer Ätherische-Öle-Mischung mit auf Reisen. In anderen Ländern herrscht oft ein unbekanntes mikrobielles Milieu, und man bekommt vom Essen Durchfall und andere Unverträglichkeitserscheinungen im Verdauungssystem. Ein gutes Mittel, um das eigene System zu stärken, ist eine Mischung aus den ätherischen Ölen von Myrrhe, Zimt, Cassia, Kalmus, Ysop, Schwarzfichte, Vetiver und Weihrauch, die Sie mit Olivenöl vermischen. Es besitzt durch die Komposition der verschiedenen Pflanzenbestandteile stark desinfizierende Eigenschaften und wirkt zudem beruhigend und erdend, wenn Sie vielleicht etwas aufgeregt sind. Tragen Sie das Öl um den Nabel herum auf, dringt es über die Haut ins Blut. Die Mischung erinnert an das Räucherrezept zu Ehren Gottes beim Auszug der Israeliten aus Ägypten. Dieses war zu rituellen, heiligen Zwecken an die Menschen gegeben worden und diente eher spirituellen Zwecken.

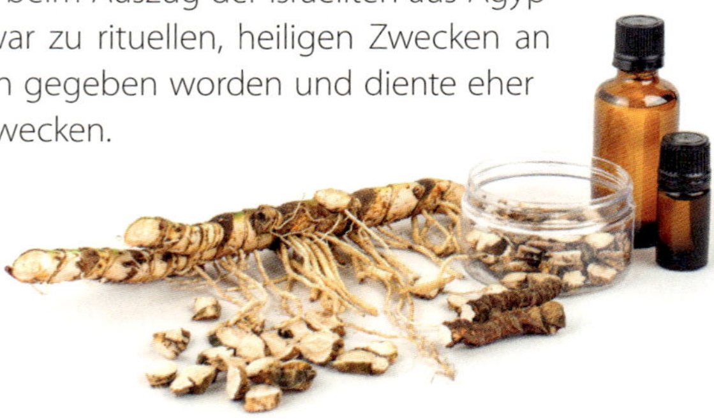

Anwendung der Bibelöle

Das war nun unsere Reise durch die Welt der Düfte aus alten Zeiten. Je mehr wir über die Weisheit dieser Pflanzen und ihre Öle erfuhren und lernten, wie viel die Menschen schon zur Zeit der Antike über dieses Thema wussten, desto bewusster wurde unser Umgang mit diesen Kostbarkeiten.

Heutzutage sind diese Öle nicht mehr nur Königen und Priestern vorbehalten. Grundsätzlich stehen sie uns in bester therapeutischer Qualität zur Verfügung. Wir möchten aber auch dazu aufrufen, wirklich bewusst und ressourcenschonend mit diesen Ölen zu arbeiten. Viele Pflanzen sind schon vom Aussterben bedroht. Wir sollten diese Öle lieber direkt aus dem Fläschchen inhalieren oder verdünnt verwenden.

Da es aber auch etwas ganz Besonders ist, diese Öle aufzutragen, möchten wir Ihnen an dieser Stelle eine sparsame Anwendung anbieten: Mischen Sie in einem 20-ml-Fläschchen neutrales Trägeröl (z. B. Kokosöl) mit je 1 Tropfen der 12 Bibelöle. Dadurch entsteht eine Komposition aller antiken Düfte. Mit ihr können Sie den Tag ganz wunderbar beginnen oder ausklingen lassen, indem Sie sich z. B. die Füße massieren.

Sehr speziell ist es auch, die Ölmischung auf den ganzen Körper aufzutragen. Lassen Sie sie ca. 10 Minuten gut einziehen und duschen Sie sich dann warm ab. Das Öl ist zu diesem Zeitpunkt bereits vollständig von der Haut aufgenommen worden, und durch das warme Wasser werden die Öle noch tiefer in das Gewebe hineingetrieben. Wir empfinden diese Anwendung als sehr energetisierend. Diese Wirkung ist auch nachvollziehbar, da viele der Öle Sauerstoff in die Zellen bringen. Die Haut fühlt sich nach der Anwendung geschmeidig an.

Benutzen Sie die essenziellen Öle, erhalten Sie gleichzeitig eine Energieanwendung. Die Urform dieser Anwendung wird mit Kräuterölen durchgeführt, die wie Regentröpfchen auf den Rücken fallen gelassen und speziell eingearbeitet werden, um das Gewebe um die Wirbelsäule herum von Bakterien und Viren zu reinigen.

Zuerst wird die Reflexzone der Wirbelsäule am Fuß mit einer tibetischen Technik behandelt, wobei die Öle mit den Fingernägeln eingearbeitet werden und ein Piezoeffekt entsteht. Sensible Empfänger spüren die Energieströme, die dabei durch den Körper fließen. Danach gibt man die Öle auf oder neben die Wirbelsäule und massiert sie diese entlang mit sanften Streichungen ein. Sie werden auch zu den Organen hin verstrichen. Diese Technik stammt von einem Medizinmann vom Stamm der Lakota. Zusätzliche Griffe machen die Anwendung zu einer extrem entspannenden, aber auch tief reinigenden und regenerierenden Erfahrung.

Es gibt eine ganze Reihe von Spezialanwendungen, um bestimmte Organe zu unterstützen. Der Ablauf ist immer gleich, es werden lediglich die Öle ausgetauscht. Und eine dieser Spezialanwendungen gibt es eben mit den Bibelölen. Sie hat eine ganz andere Wirkung als die klassische Version mit den Kräuterölen und wird oft als sehr stark entspannend empfunden, sie katapultiert einen in andere Welten.

Und noch ein Tipp zum Schluss:
Wir haben die Wirkung der Öle auch mittels Aura-, Chakramessgeräten und energetischer Organmessung sichtbar gemacht. Wenn Sie die Öle energetisieren (1 Tropfen mit etwas Trägeröl in die linke Handfläche geben und mit Zeige- und Mittelfinger 3 Mal im Uhrzeigersinn verreiben) und dabei vielleicht noch ein Gebet sprechen oder zumindest in guten Gedanken sind, zeigen die Geräte an, dass die Anwendung sofort einen verstärkenden und harmonisierenden Effekt auf die Aura und die Chakras hat.

Daran erkennen wir: Öle und Gebete verstärken sich gegenseitig. Wenn Öle mit positiven Gedanken angewendet werden, hebt sich noch einmal ihr Schwingungsniveau. Man kann Gebete und Öle einzeln anwenden, wenn man aber beide zusammenbringt, können wahre Wunder geschehen. Probieren Sie es am besten einfach selbst aus!

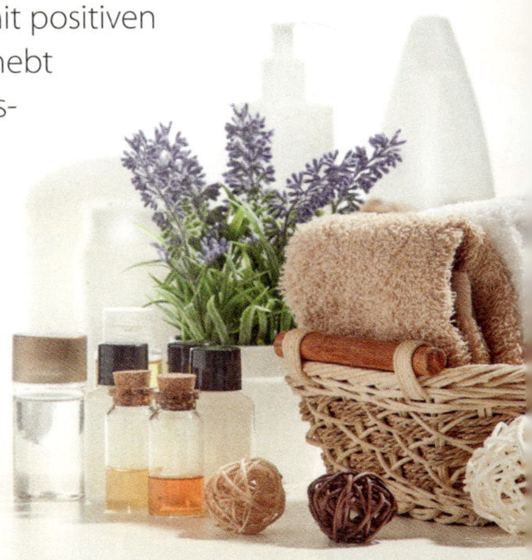

BADEZUSATZ

Ätherische Öle sind ein wunderbarer Badezusatz. Es braucht allerdings einen Emulgator, damit sie sich mit dem Wasser verbinden und nicht nur darauf schwimmen. Geeignet sind Sahne, Honig und Salz. Sie können einzeln oder auch zusammen verwendet werden für ein Bad im Kleopatra-Style. Die ägyptische Herrscherin, die für ihre Schönheit berühmt war, soll in Eselsmilch gebadet haben. Die drei natürlichen Emulgatoren verleihen zusätzlich eine besonders zarte Haut.

Das ätherische Öl Ihrer Wahl verrühren Sie einfach mit der Sahne, dem Honig oder dem Salz und geben es in ein Vollbad. Sehr hautpflegend sind die ätherischen Öle von Weihrauch, Myrrhe, Myrte, Sandelholz, Zypresse und Zistrose. Mit je 1 Tropfen ergeben sie eine herrliche Duftkomposition, Sie können aber auch 5–7 Tropfen eines einzelnen Öls verwenden. Und dann heißt es entspannen und genießen.

Wenn Sie keine Badewanne haben, können Sie mit einer kleineren Menge des Badezusatzes ein Fußbad machen. Die Füße haben Reflexzonen für den gesamten Körper und gelten als unsere »zweiten Nieren«, weil wir über sie Giftstoffe ausleiten und Wirkstoffe aufnehmen können.

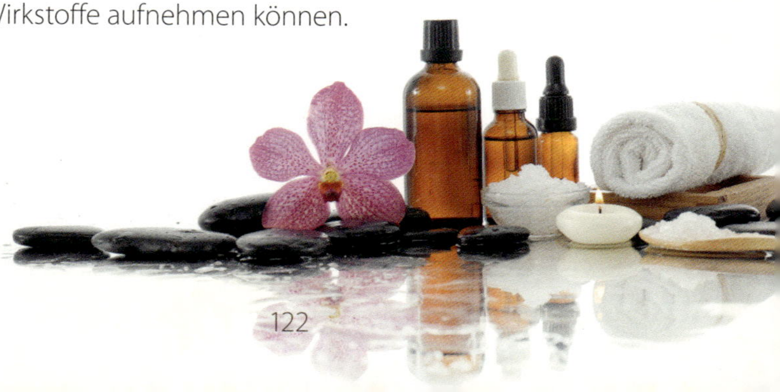

GESICHTSPFLEGE

Für eine luxuriöse Hautpflege mischen Sie in einem leeren Fläschchen:

20 ml Arganöl
3 Tropfen Weihrauch
3 Tropfen Zypresse
2 Tropfen Myrrhe
2 Tropfen Myrte
1 Tropfen Zistrose

Von dieser Mischung geben Sie 1–3 Tropfen in eine Schüssel mit warmem Wasser. Tunken Sie ein Gästehandtuch ins Wasser, wringen Sie es aus, und legen Sie es als Kompresse auf Ihr Gesicht. Wenn das Handtuch auskühlt, tauchen Sie es wieder ein. Ein wunderbarer Duft umweht Sie bei dieser Anwendung. Durch die Wärme können die ätherischen Öle besser von der Haut aufgenommen werden. Diese Anwendung ist pflegend und entspannend und kann den Geist in andere Sphären erheben.

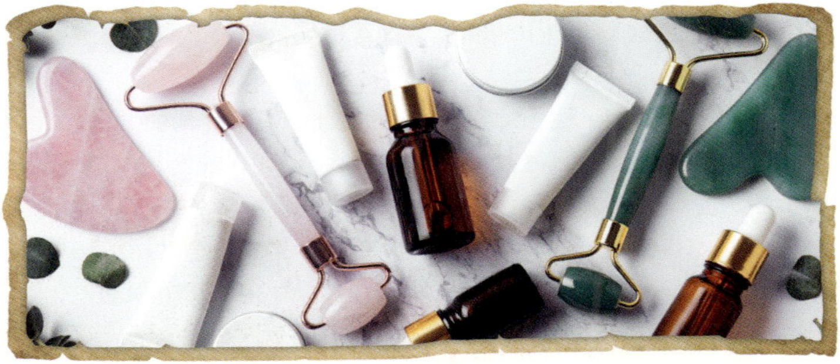

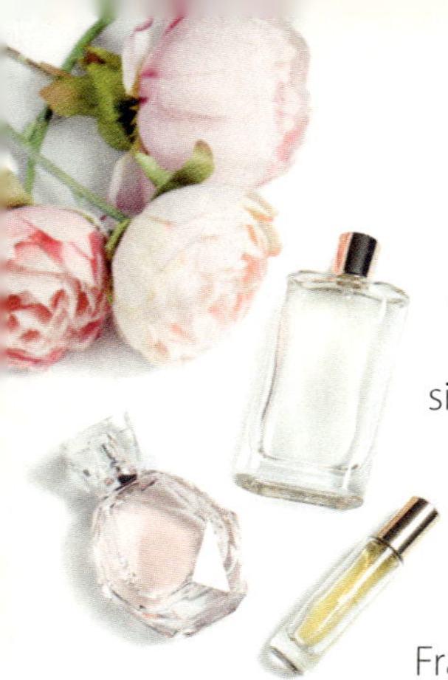

PARFÜM

Ätherische Öle sind leicht flüchtige Moleküle, und je nachdem, wie leicht sie sind, können sie für uns sogar geruchlos erscheinen. Ähnlich wie Töne für uns in einem nicht hörbaren Spektrum liegen können, Tiere sie jedoch wahrnehmen, sind sie aber da.

Frankreich hat sich ab dem Mittelalter zur Hochburg der ätherischen Öle entwickelt. War die Stadt Grasse im 17. Jahrhundert noch bekannt für seine Gerbereien, galt es 100 Jahre später als die Parfümstadt. Der Sonnenkönig Ludwig XIV. war wohl eher wasserscheu und nahm angeblich nur alle drei Jahre ein Bad. In der Zwischenzeit übertünchte er den Körpergeruch mit Parfüms. Auch Josephine, die Ehefrau von Napoleon, nutzte sehr intensive Düfte.

Ab 1830 wurde begonnen, Aromaöle künstlich herzustellen. Damit wurde die moderne Parfümerie begründet. Solche Düfte haben nichts mit der Wirkung der Natursubstanzen zu tun. Vielfach wehrt sich der Körper sogar gegen die synthetischen Duftstoffe und reagiert mit Übelkeit, Kopfschmerzen oder Allergien.

Die Basis für ein Parfüm hoher Qualität sind Blüten, Schalen von Früchten, Gewürze und Teile vom Baum wie Rinde, Wurzeln oder Harze. Auch tierische Stoffe wie Moschus, Amber vom Pottwal, Bienenwachs oder Castoreum vom Biber kamen zum Einsatz, werden heute aber nicht mehr oder kaum noch verwendet.

Menschen haben sich immer schon gern mit schönen Düften umgeben – sei es, um sich vor Insekten zu schützen oder die Einzigartigkeit ihrer Persönlichkeit zu unterstreichen. Unsere Nase sagt uns, was uns angenehm oder unangenehm ist. Der Volksmund sagt treffend, man kann jemanden »gut riechen«. Es sind subtile Wahrnehmungen, die darüber entscheiden, wie nah wir jemanden an uns heranlassen, ob wir uns angezogen oder eher abgestoßen fühlen. Wir reagieren auf den Körpergeruch und auch die Pheromone. Sie geben uns Auskunft darüber, wie gut jemand genetisch zu uns passt und wie gesund er ist. Gerade bei den Pheromonen geht es um die sexuelle Anziehung und die Fortpflanzung. So kann ein Mann riechen, wann eine Frau ihren Eisprung hat, und sie wirkt unterschwellig besonders attraktiv auf ihn. Mit Parfüm können wir diesen Eindruck auf andere unterstreichen.

Sie kennen aber bestimmt auch Menschen, die es mit dem Parfüm übertreiben und eine intensive Duftwolke hinter sich herziehen. Es ist eine Kunst, ein natürliches Parfüm herzustellen, das die eigene Persönlichkeit betont, jedoch nicht aufdringlich ist. Wenn Sie sichergehen wollen, dass nur natürliche Zutaten höchster Qualität in Ihrem Duftwasser enthalten sind, ist es den Aufwand aber wert. Und Ihr persönliches Parfüm ist ein echtes Unikat!

Stellen Sie sich zunächst die folgenden Fragen:

- Welche ätherischen Öle liebe ich?
  Das sind Düfte, in denen Sie baden könnten, bei denen Sie euphorisch werden.

- Welche ätherischen Öle machen mir Freude?
  Das sind Düfte, bei denen Ihnen das Herz aufgeht.
- Welche ätherischen Öle mag ich?
  Das sind Düfte, die in Ordnung sind, bei denen Sie jedoch nicht überschwänglich sind.
- Welche ätherischen Öle mag ich gar nicht?
  Diese »Stinkeöle« haben ein großes Potenzial für Ihre Persönlichkeitsentwicklung. Die Düfte bringen Ihre Ecken und Kanten in das Parfüm. Das ist eher empfehlenswert, wenn Sie schon ein fortgeschrittener Anwender sind. Ansonsten bleiben Sie bei den Düften, die sie sehr mögen.

Ein Parfüm besteht aus Kopf-, Herz- und Basisnoten.

Die Kopfnote ist der erste Eindruck, er besteht aus den leichten Molekülen. Zu dieser Gruppe gehören vor allem die Zitrusöle. Diese Düfte bleiben für bis zu zwölf Stunden wahrnehmbar. Die ätherischen Öle der Kopfnote geben eine leichte, spritzige Note.

Als Zweites nimmt die Nase die Herznote wahr. Sie offenbart sich, wenn wir dem Parfüm länger ausgesetzt sind. Zu dieser Gruppe gehören überwiegend die Blütenöle, aber auch die von Kräutern oder Blättern. Sie riechen sinnlich durch ihre blumigen und würzigen Noten, gelten teilweise als aphrodisierend und können andere wie magnetisch anziehen. Die Aromen der Herznote berühren emotional und helfen, negative Erinnerungen allmählich abzustreifen. Sie haften für bis zu 24 Stunden an. Ihre Intensität entwickelt sich wie bei einer sich öffnenden Blütenknospe und verblasst danach auch wieder.

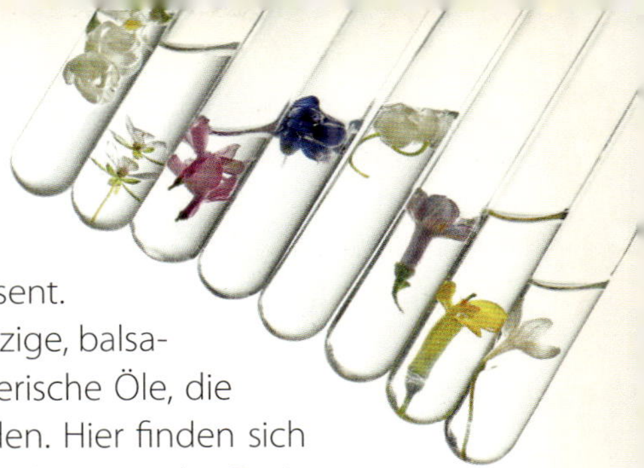

Die Basisnote wird von ätherischen Ölen mit schweren Duftmolekülen gebildet und bleibt bis zu 48 Stunden präsent. Zu diesen Noten gehören holzige, balsamisch-harzige Düfte und ätherische Öle, die aus Wurzeln gewonnen werden. Hier finden sich auch einige der Bibelöle. Die Aromen der Basisnote haben eine erdende Wirkung und fördern unsere innere Stabilität.

Eine Mischung aus diesen verschiedenen Gruppen zu erstellen, ist wie ein Verschmelzen der Zeiten. Sie tauchen in verschiedenste Erinnerungen ein, denn unser Gehirn verbindet automatisch den Dufteindruck mit einem früheren Erlebnis. Gehen Sie am besten allein und in Stille auf diese Geruchsreise, um sich wirklich darauf einlassen zu können.

Interessanterweise ist die Duftwahrnehmung auch unterschiedlich, je nachdem, ob wir ein ätherisches Öl mit dem linken oder mit dem rechten Nasenloch einatmen. Es spricht dabei die unterschiedlichen Gehirnhälften einzeln an. Sobald Sie den Duft mit beiden Nasenlöchern riechen, synchronisieren Sie diese also.

Sie erstellen jetzt Ihr ganz eigenes Parfüm. Dafür brauchen Sie ein Flakon, in das 30 ml hineinpassen. Wir empfehlen eine Mischung in einem neutralen Trägeröl. Diese lässt sich am besten mit einem Roll-on-Aufsatz anwenden. Falls Sie Ihr Parfüm lieber in Alkohol ansetzen, eignet sich ein Sprühaufsatz.

Als Erstes wählen Sie 4 Düfte für die Kopfnote. Für eine Menge von 30 ml brauchen Sie insgesamt 15 Tropfen von 4 ätherischen Ölen.

Nr. 1: .... (6 Tropfen)
Nr. 2: .... (4 Tropfen)
Nr. 3: .... (3 Tropfen)
Nr. 4: .... (2 Tropfen)

Ätherische Öle, die zur Kopfnote gehören, sind:
Zitrusfrüchte und aromatische Kräuter z. B. Bergamotte, Mandarine, Grüne Mandarine, Jadezitrone, Zitrone, Pink Grapefruit, Orange, Galbanum, Eukalyptus, Rosmarin, Anis, Basilikum, Zitronengras, Pfefferminze, Grüne Minze

Geben Sie die Öle Ihrer Kopfnote in das Flakon, und füllen Sie es zu Hälfte mit einem neutralen Trägeröl auf.

Als Nächstes wählen Sie 4 Düfte für die Herznote. Sie brauchen insgesamt 25 Tropfen von 4 ätherischen Ölen.

Nr. 1: .... (10 Tropfen)
Nr. 2: .... (8 Tropfen)
Nr. 3: .... (5 Tropfen)
Nr. 4: .... (2 Tropfen)

Ätherische Öle, die zur Herznote gehören, sind:
Blüten, Früchte, Gewürze und grüne Blätter, z. B. Lavendel, Geranie, Rose, Ylang-Ylang, Kardamom, Zimtrinde, Cassia, Ysop, Nelke, Copaiba, Muskatnuss

Als Letztes wählen Sie 2 Düfte für die Basisnote. Sie brauchen 3 Tropfen von 2 ätherischen Ölen.

Nr. 1: .... (2 Tropfen)
Nr. 2: .... (1 Tropfen)

Ätherische Öle, die zur Basisnote gehören, sind:
Holzige und balsamische Düfte, z.B. Zedernholz, Zypresse, Elemi, Weihrauch, Schwarzfichte, Palo Santo, Patchouli, Sandelholz, Vetiver, Tonkabohne, Vanille, Onycha, Myrrhe, Narde, Muskatellersalbei, Angelikawurzel, Immortelle, Ingwer

Jetzt füllen Sie das Fläschchen komplett mit dem neutralen Trägeröl auf. Verschütteln Sie die Mischung 50 Mal mit einer Drehung aus dem Handgelenk. Fertig ist Ihr individueller, ganz persönlicher Duft, der Ihre Persönlichkeit vielschichtig unterstreicht.

Parfüme, wie Sie sie kaufen können, sind eine Mischung aus Alkohol, destilliertem Wasser und ätherischen Ölen. Je nachdem, wie hoch deren Anteil ist, werden die Produkte unterschiedlich klassifiziert:

- Parfüm: 20–30 % ätherische Öle. Die Basisnote ist dominant, ein einziger Tropfen kann mehrere Tage wahrnehmbar sein. Die schweren Düfte bringen den Akzent in die Mischung. Es handelt sich um intensive Konzentrate und damit auch um die hochpreisigsten Duftwässer.
- Eau de Parfum: 15–20 % ätherische Öle. Der Fokus liegt auf der Herznote, die dominanten Düfte sind florale oder orien-

talische Akzente. Der Geruch hält bei normaler Dosierung den ganzen Tag.

- Eau de Toilette: 5–15 % ätherische Öle. Der Fokus liegt auf der Kopfnote, die dominanten Düfte sind frische, spritzige Akzente. Der Geruch hält einige Stunden und wird nicht als aufdringlich empfunden. Daher kann mehrmals am Tag nachgelegt werden.
- Eau de Cologne: 2–4 % ätherische Öle. Dieses erfrischende Duftwasser wurde von einem Italiener, der in Köln lebte, Ende des 17., Anfang des 18. Jahrhunderts entwickelt. Es diente dazu, ein Taschentuch zu beduften, das man sich vor die Nase halten konnte, wenn man auf den Straßen unterwegs war. Diese rochen damals oft übel. Die ätherischen Öle sollten zusätzlich vor bakterieller Ansteckung schützen.
- Eau Fraîche: 1–3 % ätherische Öle. Hierbei handelt es sich um die leichteste Form von aromatischen Duftwässern. Es wird vorzugsweise auf die Kleidung gesprüht.

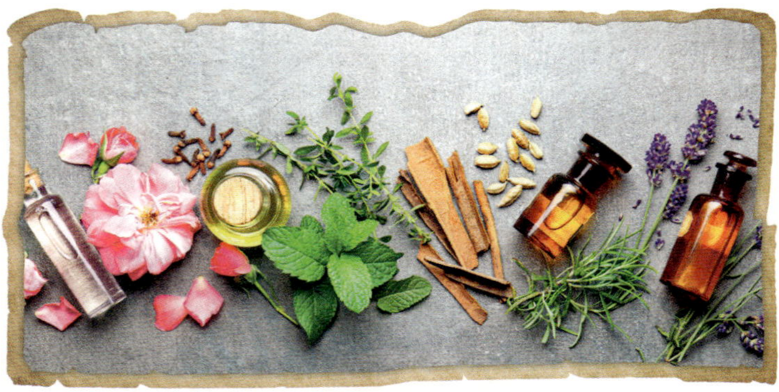

TROST UND BEGLEITUNG MIT DEN ANTIKEN ÄTHERISCHEN ÖLEN

Es gibt Phasen im Leben jedes Menschen, die aufrüttelnd und herausfordernd sind. Das können tragische Schicksalsschläge sein, der Verlust geliebter Menschen, Lebenskrisen oder schwere Krankheiten. In Momenten, in denen sie sich die Frage stellen »Warum passiert das gerade mir?«, ist es hilfreich, einen tröstenden Duft einzusetzen.

In der Bibel heißt es: **»Ist jemand unter euch krank, der rufe zu sich die Ältesten der Gemeinde, dass sie über ihm beten und ihn salben mit Öl in dem Namen des Herrn.«** (Jakobus 5, 14)

Die moderne Wissenschaft hat bewiesen, dass Gebete, die wir für andere Menschen sprechen, eine messbare Wirkung haben. Laden wir ätherische Öle mit einem Gebet auf, potenziert das den Effekt. Sie wirken auf das limbische System, sprechen uns also emotional an.

Gerade die antiken ätherischen Öle mit der Tiefe in ihrem Duft berühren auch die feinsten Schichten unserer Psyche und können daher in Krisenzeiten Halt geben.

Wandert der Mensch durch ein tiefes Tal, dann begegnet er sich selbst und seiner seelischen Essenz. Es gibt kein Davonlaufen oder Verstecken. Schicht um Schicht wird abgetragen, bis er bei seinem Kern anlangt und sein Wesen zum Vorschein kommt.

In einer Krise müssen wir uns selbst erkennen und verstehen, danach können wir entscheiden, uns weiterzuentwickeln. In der feinstofflichen Begegnung der Essenzen von Mensch und Pflanze werden auf unterbewusster Ebene eigenständige Lösungen zur Krisenbewältigung gefunden.

»Und sie (…) trieben viele Dämonen aus und salbten viele Kranke mit Öl und machten sie gesund.« (Markus 6, 13) Die Kombination aus manueller Zuwendung und der Pflanzenkraft wirkt heilsam.

Wenn wir die Pflanzen betrachten, dann wachsen diese mit ihren Wurzeln in die Erde und mit ihren Trieben dem Licht entgegen. Mit ätherischen Ölen verwurzeln auch wir uns und wenden uns gleichzeitig dem Licht zu. Wolf-Dieter Storl schreibt, dass Pflanzen, weil sie heil und heilig sind, Körper und Schicksale, die zerbrochen sind, wiederherstellen können.[6]

Immer wieder durften wir Menschen in für sie besonders herausfordernden Zeiten mit den ätherischen Ölen begleiten.

Ich, Karin, erinnere mich an eine Zimmergenossin meiner dementen Mutter im Pflegeheim. Sie hatte eines Tages das Essen eingestellt. Jedoch wünschte sie sich sehnlichst, sich noch persönlich von ihrem Bruder verabschieden zu können. Dieser war auch schon sehr betagt, und es war ihm nicht möglich, die sterbende Schwester zu besuchen. Die Frau wollte ihr irdisches Kleid ablegen, doch die Seele konnte sich nicht vom Körper lösen. Für ihre Tochter war dieser Zustand nur schwer zu ertragen. Meine Schwester und ich vereinbarten mit ihr, dass wir

---

6 *Wolf-Dieter Storl: Mit Pflanzen verbunden. Nymphenburger 2018, S. 13.*

eine Mischung aus antiken ätherischen Ölen mitbringen. Sie massierte damit die Füße ihrer Mutter. Drei Tage später ist diese friedlich entschlafen.

In einem anderen Fall pflegte eine Frau ihre Mutter zu Hause. Diese hatte den Lebensmut verloren und war bereit, zu sterben. Sie war an vielen Körperstellen wund gelegen. Auch ihr habe ich eine Mischung aus Bibelölen gegeben. Obwohl die Tochter nur die Füße damit einrieb, verkrusteten die offenen Stellen innerhalb von zwei Tagen. Sie bekam einen richtigen Energieschub und schmiedete Pläne, am Geburtstag ihrer Schwester zwei Monate später teilzunehmen. Die Tochter freute sich enorm über den erneuten Lebenswillen ihrer Mutter und gewann Zuversicht, noch etwas Qualitätszeit mit ihr gemeinsam haben zu können.

Meine demenzkranke Mutter, die die letzten fünf Jahre ihres Lebens im Pflegeheim verbrachte, haben meine Schwester und ich auch mit ätherischen Ölen begleitet. Gern setzte ich bei ihr Zypresse ein. Ich bin das Nesthäkchen in unserer Familie und wurde sehr behütet. Der Rollenwechsel zur ersten Bezugsperson, die Entscheidungen für meine Mutter treffen musste, ist mir enorm schwergefallen. Der Sterbeprozess unserer Mutter vollzog sich sehr langsam. Als Hinterbliebene wissen wir manchmal nicht, welche feinstofflichen Anhaftungen von beiden Seiten möglicherweise noch vorhanden sind und den Sterbenden im irdischen Bereich festhalten. Deshalb war es mir wichtig, von meiner Seite bewusst den Loslösungsprozess zu unterstützen und meine Mutter nicht aus egoistischen Gründen unterbewusst festzuhalten. Schwer ist es vorwiegend für die Hinterbliebenen, dem Gestorbenen wird es nach dem Übergang vermutlich besser gehen. Jedes Mal, wenn ich ins Pflegeheim ging, habe ich Weihrauchöl für mich angewendet und meiner Mutter eine Handmassage mit Zypressenöl gegeben. Sie liebte jede Form von Massagen, und als nur noch wenig möglich war, haben wir eben ihre Hände bearbeitet. Die Zypresse unterstützt bei allen Übergängen, auch wenn die Schwelle in die andere Welt führt. Bei unserem letzten Wiedersehen – das war nach dem ersten langen Lockdown 2020 – hatte ich schon vorher das Gefühl, dass es wohl unsere letzte Begegnung ist. Ich habe Rosenöl auf ihre Hand gegeben und einmassiert, und ich sah, wie sich Tränen in ihren Augen bildeten. Reden konnte sie zu diesem Zeitpunkt nicht mehr, doch wir hatten einen sehr intensiven Blickkontakt, in dem sich unsere Seelen gespürt haben. Ich durfte sie weder umarmen noch küssen, da die Regelungen der damaligen Zeit dies verboten und von den Angestellten, die unserem 20-minütigen Timeslot beiwohnten, sehr streng gehandhabt wurden. Wenige Tage später verstarb sie allein. Als wir zu ihrem Leichnam durften, um Abschied zu nehmen, haben wir Rosenblätter auf ihr Bett gestreut und auch noch einmal Rosenöl verteilt. Sowohl meine Schwester als auch meine Nichte haben danach festgestellt, dass eine Veränderung stattfand. Es fühlte sich nach der Anwendung an, als ob die Seele aus dem Körper entwichen sei. In der Zeit, die wir bei ihr am Bett sein konnten, hat sich unsere Wahrnehmung vollkommen geändert.

Eine Erfahrung, von der mir Therapeuten und psychologische Berater berichtet haben, ist, dass ein Raum, der freundlich riecht, den Klienten für das nachfolgende Gespräch öffnet. Ein zum jeweiligen Thema passendes ätherisches Öl, das zusätzlich in die Handfläche gegeben und eingeatmet wird, kann diesen ohne große Umwege zum Kern des Themas führen. Der Duft unterstützt außerdem den Bewusstseinsprozess. Das kann man auch daran erkennen, dass sich manchmal die Geruchswahrnehmung verändert. Ich nenne herausfordernde Düfte gern »Stinkeöle«. Sie sind meist ein Hinweis darauf, dass ein dahinterstehendes Thema angeschaut werden möchte. Mit der Auseinandersetzung mit diesem Geruch kann auch das Thema in die Balance gebracht werden. Immer wieder kommt die Rückmeldung: »Plötzlich hat dieses ätherische Öl ganz anders gerochen, jetzt mag ich es richtig.«

Ein antikes ätherisches Öl, das traumatische Erlebnisse auf Zellebene löschen kann, ist Zedernholz. Es ist dabei unerheblich, wo es aufgetragen wird. Für viele gehört es allerdings zu den »Stinkeölen«. Empfehlenswert ist dann, den Duft weit von der Nase entfernt aufzutragen, z. B. auf die Fußsohlen. Um ihn auch nicht an den Fingern zu haben, eignet sich ein Roll-on. Mischen Sie darin 5 ml Trägeröl mit 5–7 Tropfen ätherischem Öl.

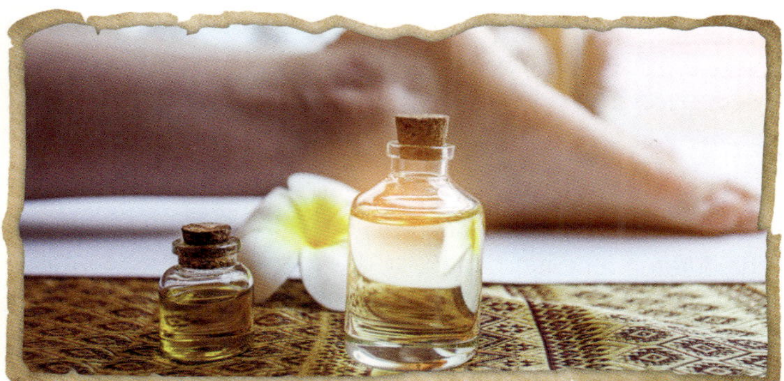

Das Wissen aus alten Zeiten bestätigt durch moderne Studien

Die Menschen in alten Zeiten waren gute Beobachter. Die Aufzeichnungen im Papyrus Ebers, in ayurvedischen Schriften und anderen antiken Medizinbüchern verschiedener Epochen sind sehr detailliert. Und heute kann die Forschung viele Wirkungen bestätigen und erklären. Seit dem Erscheinen der ersten Ausgabe dieses Buches sind fast zehn Jahre vergangen, und in dieser Zeit sind viele neue Studien zu ätherischen Ölen erschienen.

Eine Studie bestätigt die Wirksamkeit gegen Bakterien- oder Pilzbelastung der ätherischen Öle, die im Alten Ägypten zur Mumifizierung verwendet wurden.[7]

Eine Ölemischung aus Weihrauch, Nelke, Thymian und Orange half Frauen, die an Erschöpfungszuständen infolge Post-Covid litten.[8]

Menschen, die durch die Diagnose einer Krebserkrankung in ein psychisches Loch gefallen waren, konnten dank Weihrauchöl wieder ihre täglichen Aktivitäten erledigen.[9]

---

7 *pubmed.ncbi.nlm.nih.gov/12678685.*

8 *pubmed.ncbi.nlm.nih.gov/35341944.*

9 *pubmed.ncbi.nlm.nih.gov/29642127.*

Es konnte wissenschaftlich nachgewiesen werden, dass die meisten der 600 Cassia-Arten sich günstig bei Diabetes auswirken und Stoffwechsel und Blutzuckerwerte verbessern.[10]

Ätherisches Zedernholzöl wurde zusammen mit den ätherischen Ölen von Rosmarin, Lavendel und Thymian bei Menschen mit kreisrundem Haarausfall (Alopecia areata) eingesetzt. Nach sieben Monaten verbesserte sich das Haarwachstum.[11]

Wenn Sie selbst recherchieren wollen, geben Sie auf pubmed.ncbi.nlm.nih.gov einfach »essential oils« und den lateinischen oder englischen Namen einer Pflanze ein. Diese Seite ist eine wahre Fundgrube!

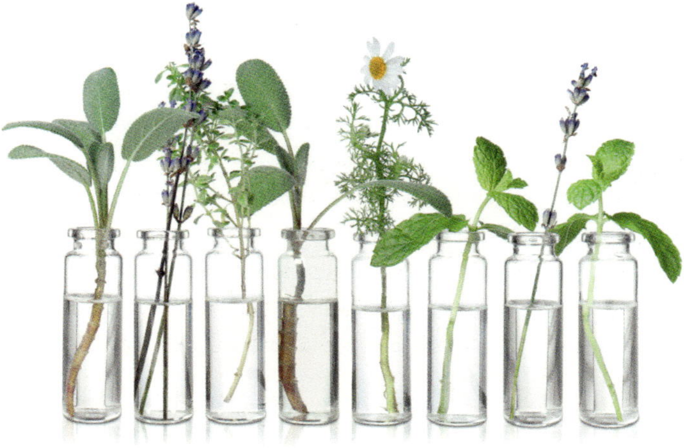

10 pubmed.ncbi.nlm.nih.gov/27538998.

11 pubmed.ncbi.nlm.nih.gov/9828867.

Nachwort

In den letzten 200 Jahren hat die Menschheit sich immer mehr von der Natur entfernt. Es galt als sauberer, Produkte aus dem Labor zu verwenden. Isolierte Wirkstoffe haben aber nie das breite Wirkspektrum wie Pflanzen. Doch seit etwa 10 Jahren fühlen sich immer mehr Menschen wieder zur Natur und ihren Kräften hingezogen. Dieses Buch soll vor allem dazu beitragen, wieder Vertrauen in das Wissen, das die Menschen vor langer Zeit bereits hatten, zu gewinnen. Denn mit den antiken Aufzeichnungen steht uns ein Tausende Jahre alter Erfahrungsschatz zur Verfügung. Es gibt sicherlich Situationen, in denen die moderne Medizin richtig und wichtig ist. Doch in vielen Fällen können ätherische Öle die ganzheitliche Balance des Menschen fördern und die Gesundheit erhalten, um schlimme Krankheiten zu vermeiden.

Die Natur ist perfekt, wenn der Mensch ihr nicht ins Handwerk pfuscht. Diese Perfektion spiegelt sich in einem ätherischen Öl, das alle Wirkbestandteile der Pflanze hat. Es entfaltet wundervolle Heilkräfte, und es ist immer wieder eine spannende Entdeckungsreise, was welches Öl für einen bestimmten Anwender bewegen kann.

Wir haben im Dunkelfeld Blut vor und nach der Anwendung mit den klassischen Ölen und den Bibelölen beobachtet und gefilmt.

Bei der klassischen Energieanwendung sieht man eher den »Kleinkrieg«, der innerlich stattfindet, und die Bakterienbelastungen, die eliminiert werden. Bei der Anwendung mit den Bibelölen war sehr schnell ein Leuchten der Blutplättchen zu sehen: Um jedes Blutplättchen hatte sich eine strahlende Korona gebildet. Auch die Fließfähigkeit des Blutes sowie die Aktivität des Immunsystems haben sich signifikant erhöht.

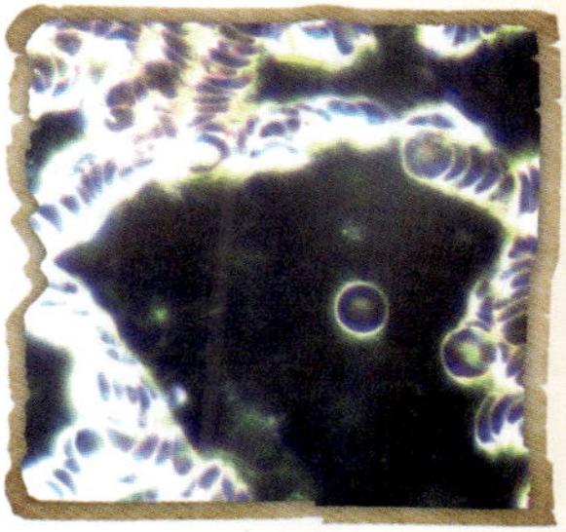

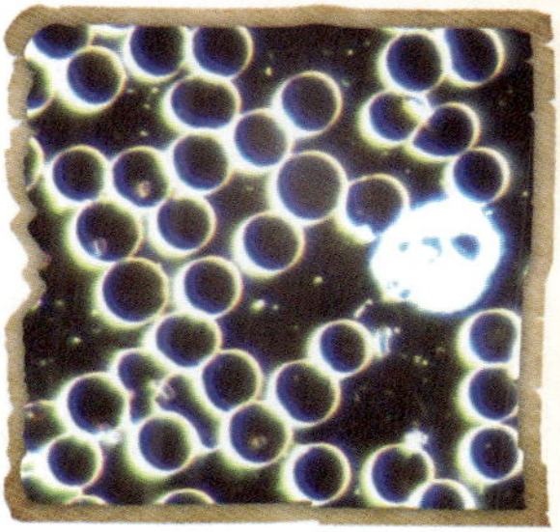

Den Ablauf dieser Energieanwendung kann grundsätzlich jeder in Workshops lernen, sie ist sowohl für Profis in der Körperarbeit als auch für Laien für den Hausgebrauch geeignet, und es ist keine zertifizierte Ausbildung nötig. Die Autoren bieten regelmäßig Workshops zu dieser Anwendung an.

Was wir speziell bei einer Biopulsar-Messung gesehen haben, ist, dass die Essenzen unmittelbar dorthin geleitet werden, wo Harmonisierungsbedarf besteht. In unserem Beispiel wurde Zypressenöl verwendet. Die Organe sind vorher in ihrer Frequenz sehr ausgeglichen gewesen, danach war dies ebenfalls der Fall, allerdings zeigte das Gerät im Beckenbereich kleine gezackte Muster. Der Proband erklärte dann auch, dass er dort Probleme habe. Die Essenz ist also unmittelbar in den Bereich gegangen und hat dort gewirkt. Nachdem wir noch ein anderes Öl aufgetragen hatten, das speziell die Gelenke unterstützt, verwandelten sich die gezackten Muster in kleine Wellen. Dieser Vorgang war sehr spannend zu beobachten.

Bei den Auraaufnahmen konnten wir beobachten, wie bei der Verwendung von Cassia kleine rote Feuerzungen durch die Aura gehen. Auch der Anwenderin wurde es ganz warm. Wir haben gesehen, wie Elektrosmog das Energiefeld zusammenfallen lässt und wie Öle es dann wieder stabilisieren können.

Es handelte sich dabei nicht um wissenschaftliche Untersuchungen, sondern um Experimente, die einfach unseren persönlichen Wissensdrang befriedigten. Es würde den Rahmen dieses Buches sprengen, all das im Detail zu beschreiben. Viel interessanter ist es, wenn Sie Ihre eigenen Aufnahmen machen lassen.[12]

In antiken Zeiten wurde ein großer Aufwand betrieben, um die kostbaren Rohstoffe zu transportieren. Eine der Hauptstrecken der alten Weihrauchtrails von ca. 2400 km führte durch die Wüste über Oman, Jemen, Saudi-Arabien, Jordanien, Israel und Palästina. Mensch und Tier nahmen hier erhebliche Anstrengungen und Risiken auf sich mit der Gefahr von Wüstenstürmen und Überfällen durch Piraten. Eine Karawane konnte rund 35 km am Tag zurücklegen, brauchte also über zwei Monate für die Strecke. Auch der aufwendige Transport machte Stoffe wie Weihrauch und Myrrhe und andere Gewürze zu enorm kostbaren Gütern. Über die Seidenstraße erfolgte ein Güteraustausch mit Indien und China, und die jeweiligen lokalen Waren wurden so global verteilt.

---

12 *Das können Sie zum Beispiel bei: Biopulsar, Klaus Ruhland, www.sei-die-einheit.de; Aurafotografie und Chakrasanalyse, www.relexa-ingolstadt.de*

Ca. 500 n. Chr. begannen die Menschen aus dem Oman, das kostbare Weihrauchharz auch mit Segelschiffen zu transportieren. Diese speziellen kleinen Schiffe, Dau genannt, belieferten unter anderem Häfen in Ägypten. Von dort aus fanden die Waren dann ihren Weg nach Europa.

Noch heute werden die ätherischen Öle weltweit regional hergestellt. Der Transport der kostbaren Essenzen ist viel sicherer geworden, dennoch ist er auch heute noch teuer. Die Preise für eine Lieferung per Containerschiff haben sich seit 2020 enorm erhöht. Als Endverbraucher gilt es, jeden Schritt der Herstellung und des Vertriebs wertzuschätzen. Dann erhält man auch Produkte, die authentisch, ohne Kunstdünger, Pestizide, Herbizide und schonend hergestellt wurden und alle Wirkbestandteile enthalten.

Vielleicht konnten wir mit diesem Buch dazu beitragen, dass Sie den Wert der ätherischen Öle auch in der modernen Zeit besser einschätzen können. Die Menschheit hat es in der eigenen Hand, welches Qualitätsbewusstsein sich zukünftig durchsetzen wird. Wir versuchen, das alte Wissen lebendig zu halten, und freuen uns, wenn dadurch Ihr Interesse geweckt wird, die natürlichen Düfte in Ihren Alltag einzuladen. Wir wünschen Ihnen viel Freude bei der eigenen Entdeckungsreise ins Reich der ätherischen Öle!

Karin Opitz-Kreher und **Johannes Huber**

Literatur

Bibelzitate mit freundlicher Genehmigung der Deutschen Bibelgesellschaft: Lutherbibel, revidiert 2017, © 2016 Deutsche Bibelgesellschaft, Stuttgart; außer S. 101: Gute Nachricht Bibel, durchgesehene Neuausgabe, © 2018 Deutsche Bibelgesellschaft, Stuttgart

Mohr, Bärbel: Die neue Dimension der Heilung. KOHA, Burgrain 2007
Pahlow, Mannfried: Das große Buch der Heilpflanzen. Gräfe und Unzer, München 1996
Price, Shirley: Praktische Aromatherapie – Vitalität und Lebensfreude durch ätherische Öle. Urania, Neuhausen 1988
Runow, Klaus-Dietrich: Wenn Gifte auf die Nerven gehen. Südwest, München 2008
Rymum, Danièle: Heilen mit Aroma-Ölen. Droemer Knaur, München 1993
Stewart, Dr. David; Grimme, Holger: Heilende Öle der Bibel. Inspire International, Wallenfels 2007
Schirner, Markus: Zum richtigen Duft. Schirner, Darmstadt 2014
Wabner, Prof. Dietrich: Aromatherapie – Grundlagen, Wirkprinzipien, Praxis. Urban & Fischer, Elsevier 2011
Young, D. Gary: Essential Oils – Integrative Medical Guide. Life Science Publishing, Orem 2013
Young, D. Gary: Essential Oils – Pocket Reference. Life Science Publishing, Orem 2014
Young, D. Gary: Essentielle Öle. H. Matzner, Wien 2011

Weitere Quellen:
www.katholisch.de
www.deutschlandfunk.de/maria-magdalena-die-verkannte-zeugin-100.html
www.ekbo.de/fileadmin/ekbo/mandant/ekbo.de/3._THEMEN/03._Bildung/Studienzeit/Studienberichte_2018/Studienbericht_Thekla_Knuth.pdf
pubmed.ncbi.nlm.nih.gov/12678685/
pubmed.ncbi.nlm.nih.gov/35341944/
pubmed.ncbi.nlm.nih.gov/22457547/
pubmed.ncbi.nlm.nih.gov/27538998/
pubmed.ncbi.nlm.nih.gov/9828867/

Die Autoren

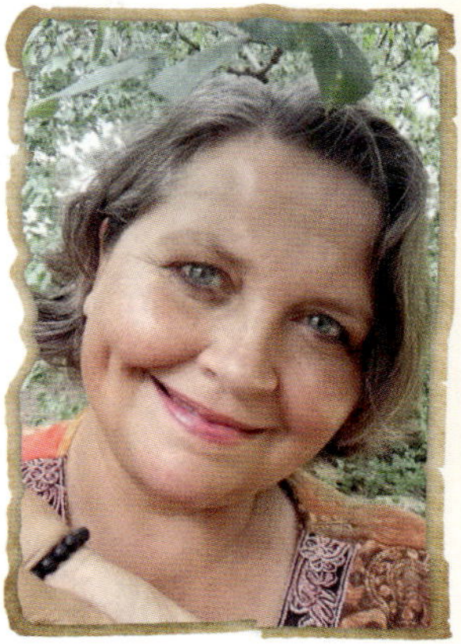

Karin Opitz-Kreher ist ausgebildet in Aura Soma, Aura-Soma-Bodywork und Fußreflexzonenharmonisierung. Zudem arbeitet sie als Meditationsgruppenleiterin nach Ralph Jordan und als Biofeedback-Therapeutin mit dem SCIO-System zur Stressreduktion und Systemharmonisierung. 2013 entdeckte sie die Welt der essenziellen Öle. Seitdem nutzt sie das traditionelle Wissen um die ätherischen Öle in ihrer Arbeit und gibt Workshops zur Energiearbeit mit ihnen.

www.lebeenergetisch.de

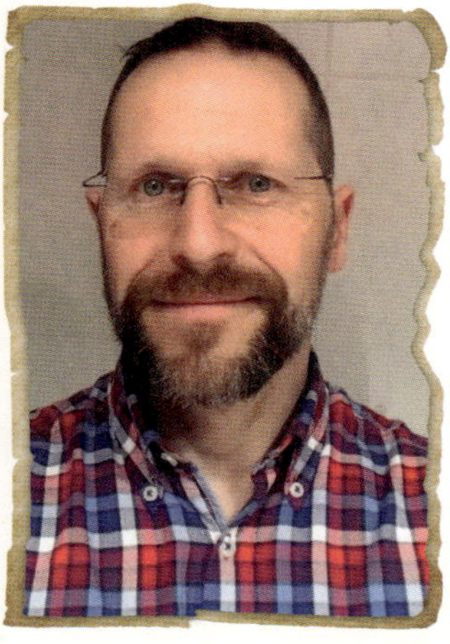

Johannes Huber ist seit über 20 Jahren Heilpraktiker in eigener Praxis. Seit seiner Jugend begeistert er sich für ätherische Öle und setzt sie inzwischen auch therapeutisch ein, besonders in der Pflege von kranken und älteren Menschen sowie der Traumabehandlung und Sterbebegleitung. Zu seinen Schwerpunkten zählt unter anderem die Dunkelfelddiagnostik.

www.heilpraktiker-johannes-huber.de

Bildnachweis

© **Sonja Mosick:** S. 83
© **Johannes Huber:** S. 139

Bilder von der Bilddatenbank www.shutterstock.com:

Layoutelemente
Seitenhintergrund: # 2326897779 (© JORANAL), Ornament: # 400817377 (© LineTale), Papyrusrahmen: # 707934922 (© Andrey_Kuzmin), Textrahmen bei Bibelzitaten: # 2063880050 (© DJOE n REIZ), Schriftrolle: # 1898120686 (© SimoneN), Öltropfen: # 469955930 (© COLOA Studio)

S. 1 oben: # 151105607 (© JIANG HONGYAN), Mitte: # 1161424597 (© VIRTEXIE), unten: # 1898120686 (© SimoneN), S. 6: # 1329245993 (© spline_x), S. 10: # 2238176151 (© New Africa), S. 14: # 107228957 (© jopelka), S. 19: # 97533257 (© ANCH), S. 21: # 94870255 (© eldeiv), S. 22: # 2110268003 (© Pixel-Shot), S. 27: # 1860782371 (© Madeleine Steinbach), S. 28: # 118191952 (© Maya Morenko), S. 31: # 2180217723 (© Mara Fribus), S. 32: # 1442439845 (© Tatjana Baibakova), S. 36: # 1638796033 (© Lili.Q), S. 41: # 1085430251 (© kireewong foto), S. 43: # 1346583071 (© GSDesign), S. 47 oben: # 1310736881 (© n_defender), Mitte: # 707934922 (© Andrey_Kuzmin), unten: # 1313512049 (© n_defender), S. 48: # 1242484174 (© spline_x), S. 51: # 2093575264 (© Pixel-Shot), S. 53: # 295394186 (© Scisetti Alfio), 54: # 151927454 (© Scisetti Alfio), S. 56: # 175147547 (© Henrik Larsson), S. 57: # 2328435697 (© domnitsky), S. 59: # 196441736 (© marilyn barbone), S. 61: # 578857756 (© JurateBuiviene), S. 62: # 732011827 (© AmyLv), S. 64: # 2008386683 (© spline_x), S. 67: # 160530677 (© Scisetti Alfio), S. 68 links: # 168810623 (© ELAKSHI CREATIVE BUSINESS), rechts: # 1957959727 (© tohomphotostock), S. 70: # 203595211 (© KPG-Payless2), S. 73: # 1006647505 (© AmyLv), S. 74: # 1009144417 (© AmyLv), S. 75: # 1900129681 (© Madeleine Steinbach), S. 77: # 137818040 (© marilyn barbone), S. 79: # 2318138615 (© lianleonte), S. 84: # 2277815141 (© domnitsky), S. 85: # 2155069495 (© vandycan), S. 89: # 1241285941 (© Madeleine Steinbach), S. 90: # 1844869480 (© Gummy Bear), S. 92: # 1161424597 (© VIRTEXIE), S. 94: # 447654886 (© spline_x), S. 95: # 2207481077 (© zcebeci), S. 101: # 1951168081 (© Svetlana Zhukova), S. 102: # 1340320793 (© spline_x), S. 103: # 1996531454 (© Svetlana Zhukova), S. 105: # 2250594223 (© Scisetti Alfio), S. 106: # 1259761156 (© damann), S. 109: # 2181440277 (© Artem Stepanov), S. 111: # 1840004347 (© Milena Khosroshvili), S. 112: # 2313394113 (© AmyLv), S. 113: # 1981961855 (© AmyLv), S. 114: # 1031789467 (© Photo Spirit), S. 115: # 134073146 (© spooklybooglie), S. 116: # 1099420877 (© Tetiana Rostopira), S. 117: # 2281975561 (© vandycan), S. 118: # 1988847665 (© Ausra Barysiene), S. 121: # 2211757383 (© Dmitry Melnikov), S. 122: # 586260032 (© Apollofoto), S. 123: # 1942895887 (© Olena Rudo), S. 124: # 601802783 (© IMG Stock Studio), S. 127: # 435377431 (© Africa Studio), S. 130: # 2109123272 (© Alexander Raths), S. 135: # 554366956 (© pim pic), S. 137: # 2357747787 (© New Africa)